アイデザイン

眼窩周囲における美容外科診療──抗加齢外科を中心として
Oculo-plastic surgery : antiaging of eyelid

久保隆之 銀座キューヴォ・クリニック院長・医学博士
Takayuki Kubo

［編集］ アンチエイジング外科研究会

推薦の言葉

美容外科の清新なスタイルと達成

十仁病院院長，日本美容外科学会・会頭
梅澤 文彦

　日本における美容整形の試みが開始されたのは，昭和初期のことで，第一次大戦後の負傷兵の治療として進展したヨーロッパの医療技術に対し，東洋人用の美容整形医学が独自に発展し，一部の開業医師たちによって取り組みが行なわれました．そして，第二次大戦後の社会では経済的復興とともに欧米の文化が流入し，一般社会の需要も急速に広がっていきました．

　そうした戦中戦後の美容医療の歩みの中枢にいたのが，私の父，梅澤文雄が1931年に東京の台東区御徒町に開設した「回春堂医院」です．同院は1938年に東京新橋に移転し「十仁病院」と改称し，第二次世界大戦下では首都防衛第一救護所に指定され，終戦の1945年に「美容整形」を含む総合病院として診療を再開した日本で最も古い美容整形病院です．

　父とその仲間の医師は，数年後には「日本美容医学研究所」を設立し，美容外科の研究と啓蒙推進に努めました．当時は「新橋十仁病院」内にて学会やゼミを定期的に実施していましたが，次第に参加者が増え始めたことから1966年に「日本美容整形学会」を設立しました．これが文字通り日本で最初に創設された美容医療学会でした．そして，1978年には厚生省の指導の下に，日本国憲法・医療法第70条の改正によって美容外科は標榜科目として認められ，今日の隆盛を迎えることになります．

　本書を執筆した久保隆之医師は，2000年初頭より新橋十仁病院で研鑽を積み，2005年，銀座キューヴォ・クリニックを開業した美容外科医です．着任早々の久保君は，まだ"書生っぽさ"の残る初々しい青年でしたが，その一方で，人並み外れた閃きと機転，集中力を備えていました．「一途で，多感」と言うと矛盾しますが，それが彼の持ち前の個性であり，既に医師としての独自のスタイルを形成していました．

　あるとき，医局の片隅で治療テキストを見ている彼に「おい，教科書ばかり覚えるな．たまには外に出て女性の美を"見学"して来い」と冷やかすと，「今日は少し時間が空いてますから」と立ち上がって外へ出かけて行きました．あまりの間のよさに，居合わせたナースたちが吹き出してしまったほどです．

　それからしばらくして，休憩の合間に彼と雑談していると，「先生のお言葉に従って，あれから気をつけて女性たちを見ていますが，美は動くものなんですね．動画で考えるものなのに，僕は静物画で見ていました」と言うのです．私は若い医師たちに，外科技術の研鑽や現場感覚の蓄積は当然の事として，それと同じように「美とは何か」という

問いかけを自身に発する必要性を常々口にしているのですが，まさか半年前に話した冗談まじりの一言に彼がこだわっていたとは思いませんでした．

その後久保医師は独立開業し，ダウン・タイムが少なく自然な結果が得られる，現代人のニーズに応じた新たな美容外科コンセプトを提唱し，今日まで着々とした歩みで精度の高い優れた治療実績を積み重ねています．特に目を見張るのは，彼がアンチ・エイジング領域における眼窩周囲美容外科の重要性を主張し，この分野の専門的手術を実践していることです．

特筆すべきは久保医師は，私の古くからの友人であり，世界レベルで現代美容外科医療を創出したフランスのフィリップ・フルニエ医師の論文『What is beauty?』を自身で翻訳したい旨を懇願し，フルニエ医師から快諾が得られたことです．

久保医師特有の表現で"変身"を遂げたフルニエ理論は，より明晰さと親しみやすさを兼ね備え，美容医療に携わる日本の医師たちが，避けては通れない「美容外科医の美学と立場」となっています．後進の若い医師たちにとって，必読のテキストとなるでしょう．

近年では，我が国の高齢化現象を受けて美容医療のニーズにも変化が生まれ，中高年層をターゲットとした「アンチ・エイジング」のための美容外科ニーズが増加していますが，注目すべきはこの医療の効果により，以前は為すすべもなく"老い"を迎え入れていたシニア層が再び活性化し，元気と生き甲斐を取り戻し始めたことです．

本書には下眼瞼の加齢性変化と上眼瞼下垂への関与や，これまでの教科書や医学論文に未報告と思われる新知見など，眼窩周囲美容外科治療にこだわった久保医師ならではの精度の高い技術と実践の積み重ねが報告されています．美容医療の可能性はこれにより，従来の医療の枠組みを越えて，さらに今後着実な一歩を遂げることになったといって過言ではないでしょう．

最後に日々進化を遂げる激動の美容外科医療の最前線で，この医療と格闘する多くの医師たちのさらなる躍進を心から祈っております．

2015 年 12 月

はじめに

美容外科の手法・精神・マネジメント

●〈技術・情報の高度化〉と美的完成度の実現

　我が国における美容外科医療の第一歩は戦後，ヨーロッパから導入された知識・情報を参考として開始されたといってよいだろう．

　当時，美容外科医療は少数の医師たちの手によって実践されていたが，この医療を求める需要が明らかに供給を上回り，医師たちは求められる治療の全てを手探り状態で対処せざるを得なかった．

　そうした環境の中で行われた医療のレベルは，現在の目から見てみると，安全性においても美的完成度に照らしても行き届いたものとは言えなかったが，その後の美容外科の展開はさまざまな課題を乗り越え，新しい変革と進展を着実に手中にしていったのである．

　その理由としては，日本経済の成長と市民社会の安定した繁栄の中で，医療全般が生活の質の向上を重視した患者本位の価値意識を共有し，浸透させたこと，人々が美容整形の医療の場を生活の中で一層〈切実に・抵抗なく・男女を問わず〉求めるようになったことがあげられるであろう．

　美容外科医療をめぐるこうした環境変化とともに，患者ニーズの多様な変化に対応して，治療を提供するわれわれ医療サイドもさらに安全性の高い技術・高度な美意識の実現を要求され，レベル・アップを図ってきたのである．

　その結果，かつては一人の医師が「総合的」に行っていた美容外科の治療の現場は，より「細分・専門化」，「情報化・機器化」され，他科の医療と同じような先進医学の成熟・進展の道を歩むことになったのである．

　このような経営環境のさなか，2005年に設立された『銀座キューヴォ・クリニック』の歩んだ道も，美容外科のみならず，総合的アンチエイジング・ケアを提供することで，より多面的なサービスと向き合いながら，「バランスのとれた美」の実現をめざして修練を重ねてきたといって過言ではない．

●美容外科医療の環境形成とビジネスシーン

　本書は「眼窩周囲治療」に関する知識や技術のみならず，初めて美容外科に興味を持っていただいた方，新人の美容外科医たちがこの医療に関心を持ち，美へのアプローチをどのように実践していくかという過程を具体的に考察したものである．

　美容医療の新しい探求と実現は，一方においてはビジネスシーンの積み重ねの構築と

いう側面がある．医師，患者間のコミュニケーション技術の重要性や，クリニック・オフィス配置の効果等の環境調整が美容外科医療の成功に大きく関与するからである．

　本書3章の概論では初心者の外科医が眼窩領域手術を行う際，知るべき眼窩周囲の解剖についてその理解を深めた上で，安全を最優先にした比較的侵襲度の少ない手術から次第に侵襲度の高い手術について検証し，解説を加えていった．

　また，4章・5章の技術編では美容外科医として眼窩周囲治療をどのように行うべきか具体的内容を述べている．これまで眼窩周囲治療は眼科，形成外科そして美容外科が扱う領域であった．眼窩周囲疾患は眼科と形成外科の対象となり，あくまで保険適応下で疾患を扱われるため，疾患治療を優先に行われてきたのである．

　そのため美容・整容学的改善は二の次とされ，機能改善をその主たる目的としていたため，美の追究という側面は見過ごされてきた感が無きにしも非ずであった．本書における新しい治療へのアプローチとその成果は，そうした〈治療の偏り〉を取り戻すものであり，QOLを重視した患者本位の眼窩周囲治療の実証過程でもある．

　それは患者ニーズと正面から向き合った美容医療本来の目標であり，〈健康と美の交差する〉新しい地平であることを確信している．

銀座キューヴォ・クリニック
久保　隆之

目次

推薦の言葉──美容外科の清新なスタイルと達成 ...... Ⅱ
はじめに──美容外科の手法・精神・マネジメント ...... Ⅳ

PART 1　美容医療の新しい地平へ

第1章　「美」を求め「心」を解き放つ美容外科医療の可能性 2

1.1　形成外科の一部門として確立されるまで 2
- 古代インドの「造鼻術」に始まる世界美容外科／2
- 「美しくなる」ためには時間と努力を惜しまない女性たちの登場／2

1.2　眼窩周囲治療における美容外科の歴史 3
- 評判を呼んだ皮膚筋皮弁のリフトアップ治療／3
- 中高年層にも適応が広がった経結膜的下眼瞼形成術／4

1.3　日本における美容外科の歴史 4
- 先駆的役割を果たした東京新橋十仁病院／4
- 標榜科としての正式認定を受ける／5
- 現代美容医療の「美」と「医」の役割／6
- 高齢社会とアンチエイジング医療／8

1.4　医療としての「美」，美意識としての「美」 9
- 美容外科医の父・フルニエの「美」の概念とこだわり／9

　美容医療における「美しさ」とは何か？　　ピエール・フルニエ／10
　1）「健やかさ」と「美しさ」の定義／10
　2）いまここにある，ふれることの出来る「美」／10
　3）「美」はどこからやって来るものか？／11
　4）「美しさ」と「魅力」の違いについて／12
　5）「美しさ」と「可愛らしさ」／13
　6）「美」へのあこがれを掻きたてるもの／16
　7）"つくりモノ"としての美しさの輝き／17
　8）目立つこと，目立たなくなることのメリット／18
　9）美は輝き続けることへの生の執着／20

| 第2章 | 眼窩解剖の技法と理解のために ……………………………………22 |

  （1） 上下対称の眼瞼構造 ……………………………………………………22
    ● 対象構造を考慮した眼窩解剖／22
  （2） 眼輪筋 ……………………………………………………………………23
  （3） 瞼板 ………………………………………………………………………24
  （4） 上眼窩 ……………………………………………………………………24
  （5） 下眼窩 ……………………………………………………………………25
  （6） 眼瞼挙筋と Lower Retractor …………………………………………26
  （7） 眼窩結膜 …………………………………………………………………27
  （8） 外眼筋 ……………………………………………………………………27

| 第3章 | 新しいアプローチ「アイデザイン」のコンセプトと技法 …………29 |

  3.1 より自然な効果が得られる治療・技法 ……………………………………29
    ● 従来の治療と「アイデザイン」の治療の違い／29
    ● 傷跡の残らない治療結果を必須条件として／30
   （1） 解剖学的整合性（Surgical Plane）を考慮した
     アプローチによる手術／30
   （2） 眼窩周囲組織への総合的アプローチ／30
   （3） 最小限の傷跡を最優先とした治療／31
   （4） 美的（アーティステック）側面が加味された治療結果／31
  3.2 「アイデザイン」を用いた治療部位 …………………………………………31
    ●「アイデザイン」の４つのアプローチ／32
   （1） 目頭／32
   （2） 下眼瞼／33
   （3） 目尻／33
   （4） 上眼瞼／34
  3.3 「アイデザイン」の治療内容 …………………………………………………35
    ● 眼窩周囲治療の解剖学的留意点／35
   （1） 眼窩周囲のたるみを解消する／35
   （2） いわゆる下眼瞼の"クマ"を解消する／36
   （3） 上下・左右の開眼効果を得る／37

（4）いわゆる"つり目"を解消する／38
　　　（5）上眼瞼の凹み症状を解消する／38
　3.4 「アイデザイン」の治療方法 ─────────── 39
　　　（1）二重瞼術　埋没法／39
　　　（2）二重切開法／40
　　　（3）上眼瞼下垂症改善術／40
　　　（4）上眼瞼形成術／41
　　　（5）上眼瞼形成術　眉毛下皮膚切開法／43
　　　（6）経結膜的下眼瞼形成術／44
　　　（7）経皮的下眼瞼形成術／45
　　　（8）下眼瞼形成術　ハムラ法／46
　　　（9）下眼瞼下制術／48
　　　（10）目頭切開術（内眼角形成術）／49
　　　（11）目尻切開術（外眼角形成術）／50
　3.5 これまで知られていなかった新コンセプト ─────── 51
　　　（1）皮膚特性を知る／51
　　　（2）眼瞼下垂と下眼瞼構造の関係について／54
　　　（3）下眼瞼形成術について／57
　　　（4）眼窩周囲のコンビネーション治療／59
　　　　　①目頭切開術＋二重形成法　59
　　　　　②二重瞼術切開法＋埋没法　60
　　　　　③下眼瞼形成術＋下眼瞼下制術＋目尻形成術　61
　　　　　④上眼瞼形成術＋下眼瞼形成術　61

PART 2　個別医療としての美容外科

第4章　Operative technique ──────────── 66

　4.1 眉毛下皮膚切開法 ───────────────── 66
　4.2 二重瞼術　埋没法 ───────────────── 69
　4.3 上眼瞼下垂症挙筋前転法 ─────────────── 72

	4.4	上眼瞼形成術 — 76
	4.5	目頭切開術（内眼角形成術）— 80
	4.6	経結膜的下眼瞼形成術 — 84
	4.7	下眼瞼下制術 — 88
	4.8	下眼瞼除皺術（経皮的下眼瞼形成術）— 90
	4.9	目尻切開術（外眼角形成術）— 94

第5章　Case Report──上・下眼瞼のアイデザイン — 96

症例 - 1　下眼瞼のたるみ（男性61歳）— 96
症例 - 2　下眼瞼のクマ（男性32歳）— 100
症例 - 3　下眼瞼のクマと上眼瞼下垂（女性51歳）— 103
症例 - 4　下眼瞼のクマと右上眼瞼二重埋没法（女性26歳）— 106
症例 - 5　下眼瞼のたるみとしわ（男性62歳）— 108
症例 - 6　下眼瞼のクマと軽度眼瞼下垂（男性24歳）— 111
症例 - 7　上眼瞼下垂および下眼瞼のたるみ（男性59歳）— 114
症例 - 8　上眼瞼のたるみ，下眼瞼のクマ
　　　　　および下眼瞼下制術による眼瞼開大（女性38歳）— 118

PART 3　アンチエイジング美容外科

第6章　低侵襲美容外科医療とアンチエイジング — 122

6.1　なぜ，アンチエイジング美容外科が注目されるのか？— 122
　● 世界的な高齢化率上昇と我が国の実情／122
　● さまざまな老化現象とアンチエイジング／124
　●「抗加齢外科」とはどのような治療か？／125

6.2　「しわ」の治療について — 125
　● 顔のしわ治療──「表情じわ」と「下垂じわ」／125
　● 顔の部位別の原因と治療方法／126

6.3　「たるみ」の治療について — 127

- ●顔の「たるみ」の主原因／127
- ●頬の「たるみ」の主原因／128
- ●頬脂肪（バッカルファット）の解剖学的構造について／129
- ●頬の「たるみ」症状の人種別差異／131
- ●容量縮小手術（Volume Reduction Surgery）の役割／132
- ●抗加齢外科治療の実際──53歳の女性のケース／132

6.4 銀座キューヴォ・クリニック（CUVO）の総合的アンチエイジング──134
- ●「自己発見」を促すアンチエイジング美容医療／134
- ●組み合わせで効果が期待できる「ヒアルロン酸施術」／135
- ●ほとんど無痛で処置が終わる「ボトックス注入」／135
- ●口腔内からアプローチする頬脂肪（バッカルファット）除去法の実際／136
- ●頬脂肪（バッカルファット）除去手術／137
- ●頬脂肪（バッカルファット）除去の症例／140
- ●頬のたるみが限界を超えた場合は「フェイスリフト治療」／142
- ●ミニ・フェイスリフト手術の実際／143
- ●フェイスリフト治療を含めた顔，首のしわ，たるみ，しみ治療の症例／149
- ●フェイスリフト治療に伴うリスクおよび治療後の回復過程／150

第7章　クリニック経営の現在と将来展望 ─── 152

7.1 新時代の患者ニーズに応える美容外科医療 ─── 152
- ●美容外科コンセプトの過去と現在を比較すると……／152

7.2 クリニックの独自性の構築にふれて ─── 154
- ●患者が医師を選ぶ"クリニック吟味"時代／154
- ●医療技術の進歩とともに低侵襲となった美容医療／154

7.3 患者と医師との信頼関係の持続的育成 ─── 155
- ●「患者満足度」の高い治療の第一前提は安全性／155

7.4 心のケアとしての特性を持つ美容医療の真価 ─── 157
- ●患者の生活の質の向上に大きく貢献できる可能性／157

7.5 美容外科医療の「認知度」とネットの世界 ─── 158
- ●美容外科医療の特性と広報活動／158

- 情報化社会と美容クリニック／159
- インターネットは諸刃の剣／160

7.6 国際間交流とマーケットの活性化 ──────162
- 国際学会，セミナー等に積極的に参加し，最新技術・情報を収集／162

7.7 美容クリニックの本質とその選び方 ──────165
- 集客の秘訣と落とし穴をめぐって／165
- クリニックの"評価・評判"のポイント／167
- 良質のクリニックに備わる経営環境／168
- 感動（アナログ）の積み重ねが美容医療経営を盛り上げる／169

7.8 一人ひとりの患者に対して全力投球で行う治療 ──────170
- 現状より"良好な状態"，"プラスに導く医療"に向けて／170
- その最前列に立ってニーズを理解し実現する者／171

あとがき／173

◎索引 ──────174

PART 1

美容医療の新しい地平へ

第1章 「美」を求め「心」を解き放つ美容外科医療の可能性

1.1 形成外科の一部門として確立されるまで

●古代インドの「造鼻術」に始まる世界美容外科

　世界最初の美容外科の手術は紀元前1500年頃，古代インドで"造鼻術"が行われたという記録がある．当時のインドでは，刑罰として「鼻そぎの刑」が行われていたが，そのそがれた鼻を元に戻すために額の皮を移植して鼻形成をしたというのである[1]．

　眼瞼周囲の美容外科については，紀元前400年頃のインドの記述，Susruta-tantra に記載があるが，時を隔てて近代では1845年にドイツのディーフェンバッハが，ユダヤ人に特徴的な鷲鼻を当時の美的基準に照らしてギリシャ・ローマ人のような均整の取れた形にする鼻形成術が行われていた．

　美容整形と形成外科の原点は一緒であり，紀元前6世紀頃の古代インドと言われている．そこで行われていた造鼻術の技術はギリシャやローマにも伝わり，ルネサンス期の1597年にはイタリアのタリアコッティが形成外科の教科書を書いている．

　エリザベス・ハイケンの『プラスティックビューティー～美容整形の文化史～』によると，美容整形の原点とも言える形成外科の歴史は古く，16世紀にイタリアのタリアコッチが決闘で失われた鼻の再建を上腕からの皮膚移植により成功させたという記述があるが，それ以降は形成外科の記録はなく，歴史的記録としては，第一次世界大戦で英仏米各国の従軍医による戦傷者治療まで待たなくてはならない．

●「美しくなる」ためには時間と努力を惜しまない女性たちの登場

　当時は負傷者の中に顔面外傷も多数含まれており，「形成外科」という呼称はなかったが，従軍医たちは再建手術として治療に当たっていた．そして，第一次世界大戦後のアメリカ社会では医療分野の専門化，組織化が急速に進み，形成外科部門は戦時中の功績が認められ独立した分野になっていった．それとともに「美容外科」へも次第に注目が集まっていったのである．

当時のアメリカ女性は,「美しくなる」ためには時間と努力を惜しまず,重症を負った兵士にも負けないほどの大金を美容医療に投じたという記録も残っている.

1921年には美容外科手術がアメリカ社会にすっかり定着し,アメリカの女性にとって〈美〉はたんなる願望ではなく日常生活の中で必須のものになっていった.

つまり,「美容整形の成り立ち」は戦傷者治療によって確立された形成外科の一部門として,そこから独立していくという経緯を持っているのである.

1.2 眼窩周囲治療における美容外科の歴史

●評判を呼んだ皮膚筋皮弁のリフトアップ治療

「眼瞼形成術」については1818年,ドイツの医師 Von G Raefe によって初めて体系づけられたとされている.

第一次大戦後,1928年にドイツの Bourguet が後隔膜に位置する下眼窩脂肪の存在について発表し,さらに経結膜的アプローチによる下眼過脂肪除去術について報告している.

しかし,この時点での経結膜的下眼瞼脂肪除去術(皮膚切開を用いないで目の裏側から進入する方法)の適応は,余剰皮膚がほとんどなく下眼窩脂肪が前方に突出した症例のみが適応であった.

第二次大戦後,1950年代に入ると,ニュージーランドの Sir Archibald McIndoe が,下眼窩脂肪の除去と一緒に皮膚切開法を用いる皮膚筋皮弁のリフトアップ治療を行い,良好な結果を得られることが出来た.この治療結果が評判を呼び,皮膚に余剰がある症例でも良好な成績が得られるようになった.

近年,1990年代半ばには米国(アメリカ)の Hamra ST. が脂肪除去を行わず,眼窩縁靱帯を緩め,眼窩脂肪を眼窩縁に移動させることで,皮膚から突出した眼窩骨縁や,そこから鼻部に向かって伸びる溝形成を緩和させるという新手法 Hamra 式下眼瞼形成術を実施した[2].

しかし,皮膚切開法による目の下のクマ,たるみ治療(下眼瞼形成術)を行うと,下眼瞼縁の変形などの問題がある一定の割合で起こることがわかっている.

その主因は,皮膚切開時に眼輪筋に伸びる顔面神経末梢枝を損傷することで眼輪筋機能低下が発生し,瞼板が弛緩することで下眼瞼の外反傾向が起こるからである.

このように皮膚切開法を用いた下眼瞼形成術に伴う下眼瞼縁の変形や外反を予防するため,眼瞼縁外眼角部の支持処置の重要性が知られるようになった.

●中高年層にも適応が広がった経結膜的下眼瞼形成術

そもそも外眼角形成術や外瞼板抜去術は，外傷など何らかの原因で発生した眼瞼縁の変形修正のための治療手技であった．近年これらの手技は，美容外科目的で行われる下眼瞼形成術にて，眼瞼縁変形の予防としての意義が証明され始め，1990年以降は下眼瞼切開法は中顔面の若返り治療としても用いられるようになった．

このアプローチで広範囲に中顔面を剥離し，より大きな効果をもたらす治療が進化するにつれ，下眼瞼縁支持に関与する手法が中顔面挙上治療の中で重要な役割を占めるようになった．

一方，皮膚切開をしない経結膜的アプローチによる目の下のクマ，たるみ治療（下眼瞼形成術）は1928年のBourguetの発表以来，80年以上に亘り，ヨーロッパを中心に行われてきた．また1970年代および1980年代，北米にて数々の文献が発表されたが，ZaremとResnickの画期的な研究成果により，この手法が世界中で認知されるようになった．

経結膜的下眼瞼形成術の初期，この方法は若年層で脂肪のみが突出し，皮膚の弛緩がない症例のみの適応であった．近年その適応が中高年層にも広がり，多少余剰皮膚が存在する場合でも，良好な成績が得られるようになった[3]．

特に皮膚切開法にしばしば伴う下眼瞼縁の変形等が発生しないため，その技術が確立されるにしたがって，この方法が大変良好であることが証明された．

1.3 日本における美容外科の歴史

●先駆的役割を果たした東京新橋十仁病院

我が国の美容外科医療の萌芽も，昭和初期にヨーロッパから導入移植されたものと言われている．前述のように，ヨーロッパの近代医療技術は第一次世界大戦で負傷した兵士たちの傷病に大きく寄与し，その方法と実績が我が国の美容外科の発展にも多大な影響を及ぼしたのである．

第二次戦後の日本の美容外科の進展の中で先駆的な役割を果たしたのが，東京・新橋の「十仁病院」である．「十仁病院」は総合病院の形態を取りながら，多くの美容外科手術を求める患者の治療に携わった．「美」と「医」の両輪を追究する現代美容医療の先駆け的存在と言っても過言ではない[4]．

日本における美容外科の歴史において，美容外科が正式な医療行為であるとの認知に比較的時間がかかったのは，それが健康な身体に外科的侵襲を加える行為であるのに対して，安全性の確立が不十分であったことが一つの大きな要因でもあった．

当時の美容外科一般は今日の美容医療の水準と比べると，"手探り状態"と言っ

てよい段階で行われており，その中でもパラフィン製剤を用いた豊胸治療等による後遺症などが社会問題化されたことがあった．

　初期の美容外科治療においては，豊胸術や顔の若返り術と称して，皮下に直接ゲル状のシリコンを注入し，合併症を引き起こしたり，隆鼻術と称して解剖学的に無謀なプロテーゼ（シリコン樹脂を板状に加工したもの）の挿入を試み，プロテーゼが後年に皮膚を突き破って出てくる症例などが散見された．

●標榜科としての正式認定を受ける

　こうした経緯から，医療の信頼性の回復と先進的技法の修練・構築という目的から，1958年には日本形成外科学会が組織され，1972年に形成外科は標榜科として正式に病院の診療科目に加えられ，1978年には美容外科も標榜科として正式に認定を受けることとなる．この美容外科の認定に当たっては，「十仁病院」初代院長梅澤文雄による情熱的とも言える強い働きかけにより，標榜科認定を受けたと言われている[5]．

　この頃を一つの契機として，美容外科は社会的認知度を急速に広めていくのである．我が国の経済社会は高度経済成長時代を経て，豊かに成熟した市民社会を形成するに至り，女性たちの美しさへの憧れや願望・意識も急上昇のカーブを描いていった．外見的美しさを獲得するための美容外科医療は，右肩上がりの社会・経済とともに発展していったのである．

　当時東京や大阪など，大都市のみに限定して事業展開していた美容外科医療であったが，テレビ・ラジオなどのマスコミ媒体の急速な発展により，都心部のみならず，日本全国各地にこの新しい医療の存在を知らしめることとなった．

　そしてこの医療のビジネス価値をいち早く知った医師の中からは，全国チェーン展開する新手の美容外科クリニックも誕生し，瞬く間に拡大していったが，その一方では確実な技術を有することなしに強引な手術を行ったことに起因する医療トラブルも絶えなかった．さらには，治療を提供する医師側の明らかなモラル欠如と思われる金銭や女性関係にまつわる刑事事件なども多発し，美容医療の評価を著しくおとしめる結果を招くところとなった．

　美容医療に携わるこのようなモラルの低迷は，別の見方をすれば需要過多の「奢りと混乱」であり，専門的な医療に裏打ちされず，業態として確立されていない不用意な精神が，ごく一部には横行したのである．人々が美容外科医療に対して他医療とは一線を画した印象を持ち始めたのも，人を救うという医療の本来あるべき姿から大きく逸脱する例がこの時期から跡を絶たなかったからである．

　とは言え，「美」と「医」の二つの理想を追究する現代美容医療は混乱期の壊滅的な打撃により，迷路に入り込むという深刻な事態を招くことはなかった．

　国民経済はこの高度成長の後に起こったバブル経済の崩壊を経て，"失われた10年"と呼ばれるような長い不況の低迷期に突入していくが，その間も我が国の経済活動は

安定的に推移し，多くの人々に物質的充足感と安定した生活意識をもたらしている．

こうしたなかで，国民の価値観は〈モノよりも自分自身の存在〉にこそ求める傾向が強くなり，外見的価値の改善・見直しや維持に直接的に貢献する美容外科医療は，激変する社会状況に揉まれながらも着実に成長していったのである．

西暦2000年の新しい時代（ミレニアム）の幕開けとともに，モノよりも己に価値を見出す志向は一層高まり，人々は自己の成長発展に対する投資を惜しまなくなった．

そして我が国は先進国の宿命とも言える少子高齢化時代を迎え，かつてのように若い次世代に現役世代の老後をゆだねる時代は過去の遺物に成り果てた．

●現代美容医療の「美」と「医」の役割

すなわち少子高齢化時代は，われわれ一人ひとりが自分の身は自分で支えざるを得ない厳しい時代の到来ととらえることも出来るだろう．

こういった社会状況の中で，"アンチエイジング"と呼ばれる「出来るだけ長い間健康を維持し，明るく活発に生きるための新しい概念」が出現した．そして美容外科医療のニーズも急速に"アンチエイジング"のための美容外科医療へと変貌を遂げていったのである[6]．

たとえば美容外科領域では，高度経済成長時代に若者に大人気だった「二重埋没法」や「隆鼻術」等の手術は，少子高齢化とともに激減した．その代わりに台頭したのが中高年層のしみ，しわ，たるみの改善を目的とする「アンチエイジングのための美容外科医療」である．

一般的にわれわれは，40歳半ば以降から中高年層と呼ばれる．医学的に見てもわれわれの成長ホルモン量や筋肉量は40代を迎えると図1.1，図1.2の如く，急激

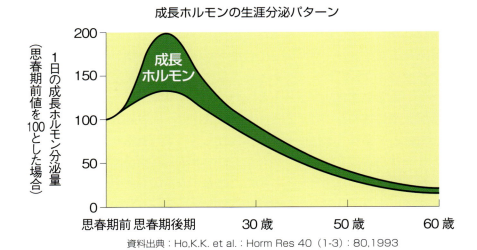

■図1.1
　成長ホルモンは加齢とともに低下する．思春期前の値を100％とした場合，成長ホルモンの分泌量は，思春期後期で多くなり200％と2倍くらいになって，その後はどんどん少なくなり，30, 40歳台では50％，60歳では30％くらいに低下する．

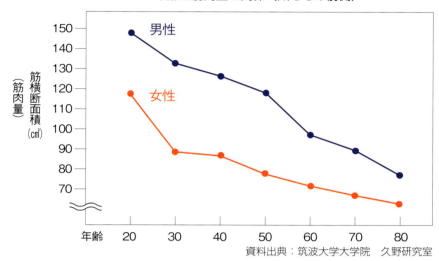

■図1.2：加齢に伴う筋肉量の低下
　加齢とともに筋肉が減少する傾向は，図のように30歳を境にして一気に低下することが顕著である．人間の筋肉の70％以上は下半身に集中しているが，この部分を鍛えるかどうか，下半身の筋肉量の維持しだいによって，体力面での"若さ"を保つことが決定されると考えられている．

に減少する．骨格や筋肉量はトレーニングにより，その減少や老化を止めたり遅延させることが可能だが，トレーニング等によっても食い止めることが出来ない老化現象も同時に発生する．

　その代表的な老化現象は，中高年層世代に必発する"**老眼**"と呼ばれる近い物を見る際にぼやける視力低下現象である．老眼は眼球前部にある視力ピント調節に関与する水晶体の弾力性低下と，水晶体に付く毛様体筋の老化による機能不全が原因で，こういった老化現象はいまの医学では予防不可能である．したがって，この回避不能な老眼の出現によりわれわれは老化を自覚する．

　また中高年層世代には老眼とともに"**眼窩周囲のたるみ症状**"が併発しやすいが，この症状も老眼と同様回避不能である．老眼が自覚症状に留まるのに対して，眼周囲の外見的老化兆候は，周囲の人達にもはっきりと知られることとなる．

　老化兆候を発見した人達は，時として無神経に本人の目の前でそれを指摘することがあるが，こういった思わしくない経験を繰り返すうちに，回避不能な老化兆候はわれわれの心の奥底で多大なコンプレックスとして膨らんでいく．そしてこのコンプレックスは，われわれに老化という厳しい現実を焼き付けていき，次第に中高年層世代は自信を喪失するとともに人生への希望を失い始める．

　老眼は眼鏡や老眼治療手術が発展しているが，眼窩周囲を中心とする顔面の老化現象に対する美容外科的治療も，老化に対する多大なコンプレックスに苛まれる人々への救いの手段として近年著しく進歩している．そしてこうした老化現象を食い止めるための医療が，**抗加齢（アンチエイジング）外科**とも呼ばれるようになった．

●高齢社会とアンチエイジング医療

　我が国の総人口は，今後，長期の人口減少過程に入り，平成38（2026）年に人口1億2,000万人を下回った後も減少を続け，平成60（2048）年には1億人を割り，平成72（2060）年には8,674万人になると推計されている（図1.3）．

　抗加齢（アンチエイジング）外科をうまく応用して外見的老化兆候を改善したり遅延させると，人々はこの医療から多大な恩恵を得ることになる．なぜなら人々は，老化兆候という多大なコンプレックスから解放されると次第に自信を取り戻し，再び生きる喜びや希望を持ち始めるのである．

　そして生きる喜びや希望に満ちあふれた人たちは，プラスエネルギーの相乗効果により，治療を受けた部位のみならず，全身に若さが戻り生き生きとした姿を取り戻すのである．

　こういった「プラスエネルギーに満ちあふれた人達」が増加すると，その人達の相互作用でさらに人々は元気を取り戻し，その結果社会全体の活性化がもたらされていくこととなる．そのため，アンチエイジング医療は現代社会において非常に価値の高いものへと認識されるようになった．そして今後高齢化が急速に進行する現在の我が国の状況下でそのニーズはさらに高まることが予見されている．

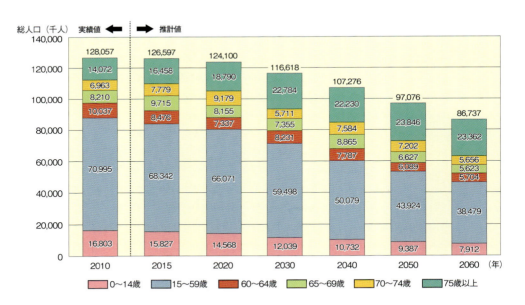

図1.3：年齢区分別将来人口推計

1.4 医療としての「美」,美意識としての「美」

●美容外科医の父・フルニエの「美」の概念とこだわり

　1980年代,フランスのパリでは多数の著名な美容外科医が開業し,美容整形の在り方をめぐって最先端の個性と流行を競い合っていたが,中でもパリ中心部で開業するピエール・フルニエ博士(写真1.1)は,美容外科医の立場から具体的に「美」を論じ,美を求める女性たちの願望や理想と向き合い,双方の出合いの場所を模索した「現代美容外科の父」と呼ばれる名医である.

　フルニエ博士は美容外科医の理論的中枢であったばかりでなく,脂肪吸引の安全性を高めた器具の開発者の一人であり,ケミカルピールの向上にも貢献し,現実的な手法の取り組みの上でも改革者として異彩を放っていた.

　以下はピエール・フルニエ博士の「美容外科と美」を主題とする代表的な論文の翻訳である[7].フルニエ博士の指導の下,主旨を損ねない範囲で日本語表現に置き換え,私なりに解釈を施した「超訳」で,美容外科医の立場と美についてまとめてみた.

　美容外科医の場合,手術技術の修練もさることながら,〈美しさとは何か〉を掌握しておくことも非常に重要である.

　「美は治療に先立つ存在である」と言ってもよいだろう.いかに技術的に卓越していても,その結果が美容外科医の持つ美しさの概念やバランスから逸脱したり,患者の想いや望みとすれちがいが生じたり,あるいは受け入れられないというものであれば,その治療結果は決して成功したとは言えない.

　したがって,美容外科医は精緻な治療技術に卓越していると同時に,「美とは何か」をイメージする芸術的な感覚を習得し,絶えず論理的に美を追究し,患者と向き合う人でなければならない.

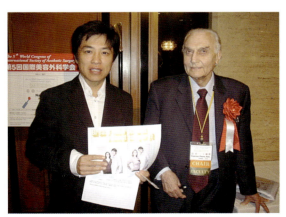

■写真1.1　フルニエ博士と著者.国際美容外科学会にて

　2008年に日本で開催された国際美容外科学会で,"現代美容外科医の父"と呼ばれるフルニエ博士と美容医療の今後の課題について意見をとり交わす機会があった.先進的な医療の実施に挺身してきたフルニエ博士は,最新の達成である"What is beauty?"の論考を示し,「精緻な技術論だけを求めることは本末転倒だ.われわれは美への問いと,それを探求し続ける美容医師の立場について,掘り下げなくてはならない」と熱く語られた.そして,このような"美"への問いかけと深化を若い医師たちの間で共有し,普及させてほしいという依頼を受けた.

美容医療における「美しさ」とは何か？　　ピエール・フルニエ

◆1 「健やかさ」と「美しさ」の定義

　WHO（世界保健機構）では，健康の定義について「病気でないとか，弱っていないということではなく，肉体的にも，精神的にも，社会的にも，全てが満たされた状態」としている．

　「健康と疾病」は，静的に固定された別々の状態ではなく，連続したものであり，人間の尊厳の確保や生活の質を考えるために必要な本質的なものだと言うのである．

　こうした考え方は現在のところ，世界共通の認識・定義となっているが，古代の人々はどのように考えただろうか．ギリシャの哲学者プラトンは，健康とは沈黙の臓器であると定義したが，これはありていに言えば，「健康は目には見えないもの」という意味であろう．

　プラトンは，「美」について，「健康の後に位置するもの，富よりも重要なもの」とも言っている．

　また，これも古代哲学者らしく深遠な言い方で「最も大切なのは健康で，美は二番目に大切なもの，そして物欲よりは上位にあるもの」とも言っている．

　要するに，「美」はこの現実を超えたとらえにくいもの，崇高にして神秘的なもの，と解釈して差し支えないだろう．

　しかし，われわれ美容外科医の現場にあっては，「美」は現実を超えたとらえにくいものであってはならない．美はこの手の中でとらえられる明白なものでなくてはならないのである．

　望みや好みはさまざまだから，時には「健康よりも美を上位と考える人」もいるかもしれないし，実際にそういう願望を突きつけられる危いケースも無きにしも非ずである．

　しかし，医師としてはどんな場合も健康を損ねない範囲で，「明白な美」を追究しなければならない．「健やかさ」と「美しさ」は，われわれ美容外科医の現場ではどちらかが上位ではなく，「同等の価値」として存在することが原則である．

　美容外科医が参考とする症状・治療等に関する優れた研究・テキストは，いまや世界中に数多散見されるが，一方，不思議なことに「美容外科医の美学」として発表された論文や教育・研究成果を寡聞にして私は知らない．それは，美容外科医の立場や問題意識のせいばかりではなく，「美」がもともと移ろいやすく，とらえがたいものだからであろう．

◆2 いまここにある，ふれることの出来る「美」

　「美」は制度や概念や因習などで定められた規範ではなく，いまそこにあり，生

きて動くものである．女性の「美しさ」は，無数の姿・形・個性となって時の中で瞬くものである．

いろいろな人たちに「美の所在」について訪ねると，さまざまな答えが返ってくる．

その多くが満足のいく「完全な返答」にならないのは，美が一つの正解を得たとしても，すぐにそこからこぼれ落ちるような多様性のあるものだからである．

したがってここでは，「群盲象をなでる」という古い教えを逆手に取って，美容外科の現場から見た〈美の断片〉について，実感的に，実践的に，われわれの思索を展開してみたいと思う．とらえがたい崇高な美ではなく，いまここにある，見てふれることの出来る美の話である．

私の体験では，美容外科医として「美とは何か」という問いにふれるためには，心理学的に接近することが，一つの有用なアプローチであった．つまり治療の現場で対等に向き合った際，その人の求めを理解するように努め，患者が感じ取っている「美」について共感しようとすることが，私の「美」に接近する具体的な手がかりだったのである．

患者の望む「美」というものに心理的に接近し，共感することが，「美の希求」にふれる美容外科医としての私の立場だったと換言してもよいだろう．

③「美」はどこからやって来るものか？

ここで，もう一度，私は美容外科医としての自分を振り返り，問いかけてみよう．

——「美しさ」とは何であろうか？「美」についてわれわれの先人は何を語ってきたであろうか？ 哲学者は何を語り，書物は何を残し，画家や音楽家は過ぎゆく時の何を伝えようとしてきたであろうか？

通常，美容外科医の仕事の現場では，美は「形や容量のプロポーションや整合性のバランス，左右対称性のある均衡と調和であり，そこからもたらされる癒しである」というふうに教えられる．

そのような整合性と秩序のバランスが，美しさとしてわれわれの脳に感受され，安らぎや喜びや快さとして感動を与えられる．それらの総和が「美の輝き」（効果）だというのである．

このような美のとらえ方は，しかし一定の法則性があるのではなく，時代の移り変わりや地域や民族・文化・歴史・環境等によって変化し，さまざまな美の受け取り方も個々の当事者しだいで変化していることがわかる．「〇」を美とする者もいれば，「△」を美とする者もいるのである．

「美」はわれわれに宿る美的感覚を喚起させ，われわれの目を喜ばせ，官能を高め，感嘆を招くことから，美容整形の場では「美しさは視覚的なフェロモン」という言い方がされる場合もある．

「美」は顔や，あるいはそれ以外のものでも，それらの形，バランス，色の適切な組み合わせによって，見る者の目を喜ばせる．すなわち，「美」はそれ自体とし

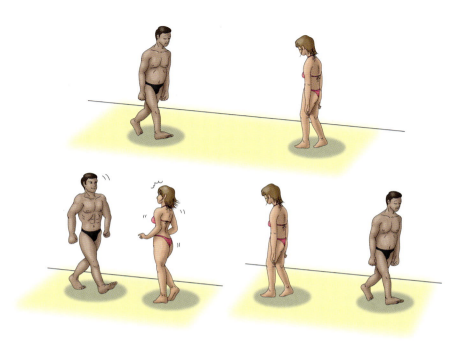

■図 1.4：(man & woman)　美とは形とその容量のバランス
　知らない女性と男性がビーチですれ違うとき，お互いが，自分の肉体的欠点を減らし，自分の魅力を強調しようとする．だがお互いが立ち去ると，その状態は維持できず元に戻ってしまう！

て存在するものではなく，あくまでも美しさを快さとして，癒しとして受け止める者の目に映り，その内部に存在している，という見方である．
　わかりやすい例をあげると，図 1.4 の如くある女性が通りかかり，一人の男性に出合ったとしよう．そのとき，彼女を見かけた男性の目に彼女が美しいと感じられていれば，彼女は美しい．その男性の目に美しい女性として映らなければ，彼女は美しくない．これは当然の成り行きなのだが，つまり，移ろいやすく多様な「美」は誰しもを喜ばせるものとは限らず，逆に彼が喜んだときにのみ，そこに「美」が現れるもの，という見方である．

❹「美しさ」と「魅力」の違いについて

　もし，具体的に誰かの顔が自分の好みに合っているとすると，われわれはその顔や身体や人間性まで好意を持つに至る，という体験は誰でも体験したことがあるだろう．その場合，「美」の対象となった人は，外見的な印象に留まらず，さまざまな面で魅力を放ち，より大きな存在となる可能性がある．
　古代エジプトに生まれた美女クレオ・パトラや，フランスの美人女流作家ジョルージュ・サンド，フランス王ルイ 14 世の愛妾ルイス・デ・ラ・バリエ，古代ローマ帝国の女帝セオドラらは，いずれもその美貌たるが故に歴史上の人物として知られる存在であるが，実際には彼女たちは顔の造作そのものは「絶世」と言われるほ

どには美しくはなかったとも言われている．これはあり得るおもしろい話である．

しかしながら，彼女たち伝説の美女は顔や姿かたち以上に，何にも代えがたい魅力を放ち，近寄りがたい大きな存在となっていったことは間違いないだろう．

したがって「美」は，現実的存在というより幻想的存在であるとする見方も出来るかもしれない．幻想として感じ取った主観内部の虚構に「美」という花が咲く訳である．

こうした極端な表現でなくとも，「美」は目に映るものだけではなく，それを超えて心に映るもの，受け手の心の中で結ばれるものである，と言えばよいかもしれない．人間性の魅力は，顔かたちの美しさを覆い隠し，上回るものがある．歴史に残る絶世の美女がわれわれに残してくれた遺言はそういうことであろう．

「美」を定義づける方法はいくつもあるが，美しさは時として「魅力」と混同されることがある．「魅力」と「美しさ」の異なる点は，美はつかの間の移ろいやすいものであるが，「魅力」は日々に続く変わらぬものだということである．

イギリスには「魅力は永遠，美しさはひととき！」という言葉がある．

結局，「美」は外見の条件のみで判断されるものではなく，心やその中にある内面的な「美」との兼ね合いで増幅し格上げされる，人の内と外との一体の調和である．

アメリカの社会学者フランクリンの説によると，女性の場合は，「美」は性的魅力で美しいと判断されることが多いと言う．したがって女性美を判断するにあたって，前述した美の概念，すなわち左右対称性やバランスの良い顔や体のみならず，潜在的な性的魅力が備わっているか否かが重要な要件として見逃してはならない．官能，すなわちエロティシズムは，われわれの内なる生命をかきたて，呼び覚まし，「美」の評価に多大な感化を与えるものとして意識されるべきだというのだ．

さて，ここまでふれてきたところで，「美」の概念について整理して見直すとすれば，

1) 美の認識は文化やその人の感性によっても大きく異なる．
2) 美は絶対的な形，バランス，左右対称性のみで決定されるわけではない．
3) 性格，魅力，内面的美しさがそれを見る人に多大な喜びを与えるとそれ自体が美として認識される．
4) 美は目が判断するのみならず，魂や心がそれを判断するものである．
5) 今日の経験が将来に影響を及ぼすように，過去の記憶は現在のわれわれの心に影響を与え，判断の基盤となる．これはブッダの次の言葉でうまく表現されている．「今日は昨日の息子であり，明日の父親である．」と．

ともあれ，「美」は多様であり，かつ氷山のようにその一部が視界に現れているに過ぎない，と考えて差し支えないだろう．

5 「美しさ」と「可愛らしさ」

コンラッド・ローレンツは，行動科学の進化決定についての業績により，1973

年の「ノーベル医学・生理学賞」を受賞した科学者である．彼の発言はわれわれに「美」についてのさまざまな見識・ヒントを与えてくれる．

ローレンツは，『動物と人間の行動』という著書の中で，人間と動物の母性本能の存在を示している（図1.5）．

これらの左列には子供と幼い動物，すなわち子うさぎ，子犬，そして小鳥が示され，右列には大人の人間と動物が描かれている．

ローレンツが，これらの図のどちら側が好ましいかについてテストをしたところ，全ての回答者が子供の図の方が好ましいと判断した．このテストからローレンツは，「美は感情そのものであり，この感情は弱者を守るというわれわれに備わった本能に起因するもの」だという興味深い見解を示している．

子供に特有の大きな頭，大きい額，その下にある大きな目，ふっくらとした頬，短い手足，柔軟性，ぎこちない動きなどは，全て「可愛らしさ」の象徴である．それらの細部の一々はお人形さんや動物のぬいぐるみにも特徴づけられているものだろう．

左列が「可愛らしさ」を象徴するのに対して，右列の大人のイラストは保護本能を喚起しない．結論は明らかで，子供の顔が基礎となって大人の顔が形成されているが，子供らしい特徴のある顔ほど「魅力的」なのである．

全ての人が，本能的に子供の顔に魅力を感じる．こういった幼い特徴を見ると，われわれは「保護したり，守ってあげたい」という気持ちが自然に喚起される．

そうした傾向は人間にのみ限ったことではなく，動物にも認められると言う．

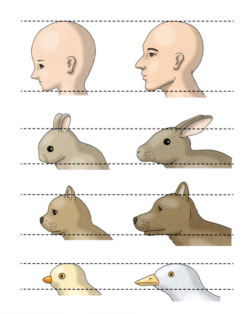

■図1.5：幼児が引き出す保護本能についての図解
　左列の頭は可愛らしい印象を与える（子供，子うさぎ，子犬，小鳥）．
　右列は小さい物をいたわる感情をもたらさない（大人，うさぎ，猟犬，野鳥）．

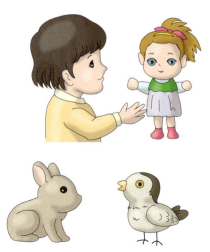

■図 1.6：コンラッド・ローレンツの描いた漫画
　　コンラッド・ローレンツは読書の心に触れるためこのような漫画を書いた．その漫画には幼児や動物の特徴が強調されている．具体的にそれは頭が標準より大きく，額も丸みを帯びている．頬は膨らみ，手足は短い．

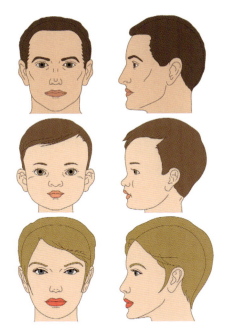

■図 1.7：年齢・性別による輪郭の違い
　　上：男性は幼少時代の曲線から角を帯びた顔になる．　　中：子供の輪郭は曲線的で丸みを帯びている．　　下：女性は幼少時代の曲線的輪郭を維持する．

　コンラッド・ローレンツは大人の動物が子供を守るのは，子供が発する外見的特徴，音，臭いなどにより保護本能をくすぐられるからだと言っている．それは人間にもあてはまり，これらの条件は保護，同情，優しさを誘発させる動機となっている．
　繰り返し述べるが，幼い子供の場合は丸みと膨らみという可愛らしさの特徴があ

る．具体的には丸みを帯びた額，ふっくらとした頬，小さくてやや上向きかげんの鼻などで，これらは全て幼児の特徴で保護本能を呼び起こすものである．また童顔は「純真，誠実，正直，弱さ」を感じさせる．

　一方，右列の大人の顔はこういった保護本能を呼び起こさない．幼児から成人になると頭は平坦化し，額は後退，鼻は長くなり，頬はこけて，幼児が持っていた全ての特徴は失われる．そういった顔を見てもわれわれの保護本能は全く喚起されない．成長した動物でも同様で，図1.5に示された2列の比較は驚愕的である．

　デザイナーや画家，そして漫画家たちはこうした顔の特性を熟知しており，見る者の心を動かすためにはそうした傾向をあえて誇張して描くことが多い．たとえば可愛らしさを強調するときは故意に頭を大きく，額を丸く，そして頬をふっくらと，そして手足を短く描いたりする（図1.6）．

　ところで，成人男性の場合はこうした幼児特有の輪郭を失ってしまうが，女性の場合はそれを保持することが出来るのである（図1.7）．

　それ故に有能な美容外科医は，美しさに必要な幼児的な外見特性を最適化するよう治療する．それは人々の目を引く"子供っぽさ"であり，"愛らしさ"であり，具体的な形象について述べると，「柔らかさ，丸さ，優しさ」などである．

6　「美」へのあこがれを掻きたてるもの

　これまで述べたように，成人の顔で「可愛らしさ」の印象を与える基盤は，幼児の有する特性に伺えるが，そうした幼さの外見的特徴ばかりでなく，動きのある表情も美しさには重要な要件である．そうした表情を作り，他人の関心を引くことも出来る．他人を喜ばせたり感動させたりするのに，動きのある表情がいかに有用かを知って意識化した成功者もいる．

　たとえば歴代の映画スター，ブリジッド・バルドー，マリリン・モンロー，オードリー・ヘップバーンなどは，子供の「可愛らしさ」をうまく活かしたので，幅広い人気を獲得することが出来たが，特にマリリン・モンローは，まるでお化粧の方法を知らない小さな少女の印象を与えるため，故意に失敗したような化粧を施していたとも言われている．また，遊んだばかりの少女を想起させるような乱れた髪型を故意に作り出すため，長時間美容院で費やしたとも言われている．

　秩序のアンバランスや調和の破綻としてある「可愛らしさ」は，それゆえに，男性が女性に感じる「美」へのあこがれを掻きたてるもの，「美しさ」の代役であり化身なのである．

　もし女性が子供っぽさを失い，逆に男性を支配しようとすれば，男性は女性に対する保護本能を感じず，妻や恋人よりも母親を思い出すだろう．女性は美しさに対する関心が男性より高いので，彼女たちは意識的，無意識的にも子供っぽさを態度に表すのである．

　それは「弱さ，もろさ，無垢，ナイーブさ，無知，感情的，不機嫌さ，感嘆，好

奇心」であり，〈可愛らしさ〉〈愛らしさ〉の変奏曲である．女性はその"か弱さ"を最大の武器として活用し，保護本能を喚起させようとするのである．女性にとって最大の強みは〈弱く見せかけること〉に他ならない．女性たちの「作られた弱み」は，男性の心に直接的に訴えかける常套手段であるといってもよい．

　かのナポレオンは，女性の最大の二つの武器は，「化粧と涙である」と言った．化粧の価値については後述することとして，涙とは先ほど述べた女性の「か弱さの象徴」に他ならない．それ故に，いかに子供っぽさが注目を引くかがわかるだろう．それを掻きたてるアクセントとは，たとえば「そばかす，紅色の頬，紅潮した顔色，長い睫毛，金髪の巻き髪，膨らんだ頬，形が良くふっくらとした唇など」である．

　男性の場合は，女性のように幼さを最大限に活用する必要はないが，それでも女性たちの人気の的となったクラーク・ゲーブル，ゲーリー・クーパーなどの色男，レオナルド・デカプリオのような優男たちは毎日ヒゲを剃り，子供っぽさを醸し出そうとする．

　男性にもこういった幼さを感じさせる要素があった方が，女性の関心を引くのだ．もちろん，男性の場合，子供っぽさの全ての要素が必要なわけではなく，一つでもあればよいわけである．

7 "つくりモノ"としての美しさの輝き

　人は誰しもが子供っぽい表情や"あどけなさ"を有しているが，もしあなたに，子供っぽさやあどけなさが不足しているとしたら，美容外科的方法を用いると取得可能となる．

　長い間，「美」は，特にそれはヨーロッパにおいて，必ずしも自然現象ではなく，文化的な所産であった．人間はより美しくなることを求め，美は男性よりも女性にとってより重要なものであった．（男性はむしろ力や権力に惹かれた．）そこで女性は美しさと魅力をさまざまな装飾品でより高めようと模索したのである．

　具体的には，お化粧，眼鏡，つけまつげ，イヤリング，髪型，ハイライト，唇周囲，瞼，眉毛への入れ墨（入れ墨という言葉は女性には使うべきではなく，むしろ半永久的な自然色素の注入とでも呼ぶべきだろう），帽子，ネックレス，目に見えない装飾品である香水等である．

　また，美の専門家たちは，ルックス上の欠点を補うため，さらに現代的な装飾品を研究している．モダンな眼鏡の厚い柄は目尻のしわを隠したり，鼻の高さを調節するブリッジは，短い鼻を長く見せることも可能である．もしくはブリッジを低くすると長い鼻を短く見せることも出来る．

　こうした「美」をめぐる数々の戦略は，時には控え目に，あるいは十分過ぎるほど華やかにマスコミ誌上を賑わせてきたが，古いことわざはこのことを見通したかのように次のようにまとめている．「美の30％は自然から成るが，残りの70％は装飾品から成る」と．装飾品を用いる人の欠点は，もはやそれなしで若いとか美しい

と見なされないことだろう．

　しかし「美しくなろうとする欲望」は，女性が仕掛ける男性への「罠」ではない．それは社会や家族によりよく受け入れてもらおうとする「願望」である．女性にとって，「美しさ」は理想の追究なのである．

　お化粧が自信を与えるのに加えて，北アメリカインディアンの武装ペイントの例もある．「外見を変えれば中身も変わる」とか，「準備をすればパレードが始まる」とあるように，綺麗にすることは内心のエネルギーの発露において非常に重要である．

　女優シャロン・ストーンは女性記者会見の席で次のように述べたことがある．「私は決して自分を絶世の美人だとは思っていない．むしろ偉大な手品師だと思っている」と．また，黒人の美人として著名なタイラ・バンクスは，「私は醜くはないがこの美しさは全部"つくりモノ"です」とユーモアをまじえて大胆発言をしている．もちろんそのユーモアも虚構の一手段として，彼女自身の魅力を引き立てているだろう．

　「美」の歴史はいつの世も，作られたもの，飾り物やお化粧とは無縁ではないのである．より美しい顔への希求はより自然な化粧方法の洗練として，あるいは若々しい要素の強調として古くから化粧によって施されてきた．口紅は代謝の良い子供のような真っ赤な色を使うべきであり，頬紅はバラ色の頬とし，パウダーは色白でビロードのような若い肌に見せなければいけない．これがデスモンド・モリスが名づけた「過刺激」である．

　とても長い偽物の睫毛は子供の長い睫毛を想起させる．しかし，お化粧も間違った使い方をすると，「美」を損なう場合もある．したがってお化粧は美しさを追求する女性の味方であり，敵でもある．ある民俗学者の著書には，魔女たちが具合の悪い病に陥った人たちの顔にお化粧をして，共に暮らす人たちに無駄にショックを与えないようにしたと記載されている．

🌸 8 目立つこと，目立たなくなることのメリット

　——可愛らしさの元である「子供っぽさ・あどけなさ」について話を戻そう．
　美しくなることは，"高価"なことでもある．
　たとえば高価な装飾品を手に入れることは富裕層には容易であっても，そうではない人たちには入手しがたい．しかしこの事実は美容外科医療が，それほど裕福ではない人の間でも人気が高いことを証明するものだろう．なぜなら彼女たちはもともと与えられた物や，現実社会には満足できない故に，自分たちを喜ばせる唯一の手段として，美容外科手術を求め，より美しくなることを選択するからである．

　ある人は精神的な高貴な理由よりも物欲で心を感化しようとする．ある種の人は，物が潤っているときやお金が儲かっているときに子供っぽい顔を見せると言われている．また，子供っぽい表情を見せつける戦略は，貧困や不幸との戦いで国が予算を増やそうとする際に，大衆の面前でその運動を煽り立てる人々にも認められる．

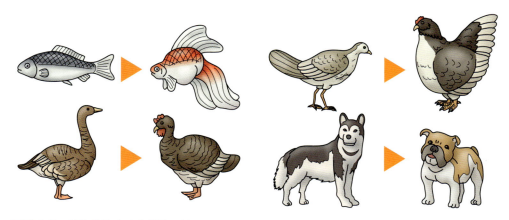

■図 1.8：野生動物と家畜動物の違い
上図の野生動物は家畜化されると右隣のように愛嬌を帯びた姿に変貌する．

さらに言えば，子供の乞食は大人のそれよりもより多くの施しを受けることが周知の事実である．

ウォルト・ディズニーの映画では，小さく弱そうな動物を用いて観客をうっとりさせることが多い．彼の作品ではいつも子ねずみ，子犬，子鹿などが登場し，大人の動物は主役にならないである．

そして，図1.8の如く野生動物（左側）は，人間に飼育されることによって右側のように手足が退化して短くなり，恐怖や敵意の喪失とともに"愛嬌"があらわれる．これは人間の歴史においても事情は同じで，原始的な狩猟や農耕の場を離れ，都市の定着的な生活形態に身を置くことにより恐怖と攻撃性が弱まり，新しい環境下で培われた意識・生活所作の積み重ねにより，それまでになかった"やさしさと愛らしさ"が身体の表層にあらわれてくる．そうした"愛嬌"は，形象的には「丸みを帯びた外見の変化」として描かれる．

『星の王子さま』の著者サン・テグジュペリはかつて次のように語ったことがある．「何事においても，最終的な判断をするものは心であり，目ではない．」と．

また体に欠陥のある場合も，保護本能を喚起することを知っておく必要がある．

その一つの例として，政治関連の女性著名人が外科的に容易に治せる軽度の斜視を敢えて放置するのは，この有名な保護本能を喚起さるためである．この戦略により誘惑と魅力の力を増長させる．こうした軽度の障害を彼女たちは治療しようとしないのである．

なぜなら顔の一部が完全に美しくなければ，むしろ違う部分を強調させ，欠陥部分を目立ちにくくさせる，もしくは他の強調された部位で目をくらませることが出来るというメリットがあるからだ．

例をあげるなら，ある人の目がとても美しく，鼻が平均的なのであれば，目を出来るだけ美しく飾ることで，鼻はさらに目立たなくなる．これはコンラッド・ロー

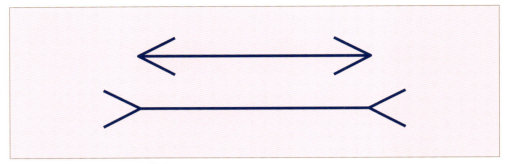

■図 1.9：Muller-Lyer の錯覚
　　上方矢印は下方矢印より短く見えるのは，矢印が外側を向いているからであり，直線の長さは一緒である．

レンツ理論を知らない美容家のアドバイスであるが，どのようにすると顔がさらに美しくなるかをきちんと理解している．また男性の顔の傷は美しさを損なうが，恥をかかないようにするには社会の場でパソットが言うように「彼に兵士の名誉を与えよ．彼は英雄なのだ」ということを主張すればよい．

　同様に **Muller-Lyer の錯覚**（図1.9：同じ長さの直線が違う向きの矢印がその両端についていることで，長さが異なるように見える錯覚）を知らない美容家でも，メイクアップを目の内側角に行って，目と目を近く見せたり，逆に目の外側角にメイクアップを行い，距離が離れているように見せかけることが出来る．

　これは長い顔や広い顔の頬骨にメイクアップを行い，顔を短く見せたり，狭く見せたりするのと同様である．また口紅でも唇を短く見せたり，長く見せたり出来る．

❾ 美は輝き続けることへの生の執着

　人はなぜ，美しくなりたいのだろうか？　その理由はプライド，虚栄，賞賛への欲望，他人より抜きん出たいなどの理由からだと言われている．

　「美」への崇拝は東西の共通文化である．しかも人間のみが自然の運命を甘受することを拒み，美への不満を持ち続ける生き物なのである．

　美への渇きは，その人をより美しくありたいと駆り立て，その実現は生活の質を向上させる．全ての地域・社会での高度文明化は人間の寿命を大幅に延ばしているが，人はそれだけで満足せず，「もっと美しくありたい……」という願望，美への渇きとあこがれが尽きることはないのである．

　「もし医学が人生に時間を与えてくれるのであれば，美容外科医療は人生に美を与えるだろう」と言った人がいるが，美とファッションは，われわれ自身を表現したり，新しいアクセントや流行を創出したいという内面欲求の外的兆候である．

　ココ・シャネルは「皆が周知の如く，美は永遠ではない．だが同様に美に年齢はない．ある人は20歳のときにとても美しい．だが，40歳を越えて美しさにみがきがかかる女性もいる．われわれは何歳になっても魅力的であり続けることは不可能

なことではない．」と言っている．また，マダム・デポマドールは「女性に一番必要なのは喜びだが，時間の経過とともにそれは次第に困難になる」と語っている．

　ところで，美の専門家たちのこうした発言は，私にある年老いた女性がフェイスリフト手術をして欲しいと頼んだ時のことを思い出させる．情熱を失った顔にこの治療の説明をしていたとき，彼女は静かに次のように語った．「人生の喜びを全て終えてしまったときでも，人は不快な表情をしていることは出来ないわ」と．

　私はこれらの人が持つ美へのこだわり，輝き続けることへの生の執着は明日への希望（エネルギー）として賞賛されるべきものだと思っている．

　コンラッド・ローレンツは次のように断言する．「全ての人々は子供を愛し，保護したい．これはわれわれに備わった本能である」

　誰かがより愛されるために誰かに似たいと思うことを非難できるだろうか？　この理論に間違いはないはずである．

　──美容外科医は感情と賞賛を喚起するために，可能であれば，そしてそれが望まれたものであれば，若々しい特徴を手術の中で出来るだけ創出すべきことを常に念頭に置かねばならない．

　以上の如く，われわれは美と賞賛の関連を見てきたし，その成果を心と魂で感じる深い反響音を知っているはずだ．美は目の中に，心の中に映っているものである．この真実は，セオドア・ゴイターによって次の表現で要約されている．

　「賞賛は心で愛することである．愛することは感情で賞賛することである」と．

＊参考文献
1) W. J. ビショップ．（川満富裕訳）外科の歴史．時空出版，2005．
2) Hamra ST1. Arcus marginalis release and orbital fat preservation in midface rejuvenation. Plast Reconstr Surg. 1995 Aug；96（2）：354-62．
3) 久保隆之．経結膜的下眼瞼形成術の治療成績．日本美容外科学会雑誌，2013；49巻2号157-164．
4) 梅澤文雄．美しくする医学．主婦と生活社，1979；47-61．
5) 梅澤文彦．梅澤文雄追想録．浅川印刷社，1989；13-27．
6) 久保隆之．アンチ・エイジング医療の歴史的背景とその実際．日本美容外科学会雑誌 2002；39巻2号29-35．
7) Pierre Fournie. The Lorenz theory of beauty, Jounal of Cosmetic Dermatology, 2002；1：131-136．

第2章 眼窩解剖の技法と理解のために

(1) 上下対称の眼瞼構造

●対象構造を考慮した眼窩解剖

　眼窩解剖を学ぶ上で重要なことは，眼窩組織が図2.1の如く上下対称になっていることである．このことは眼窩組織の発生学上で生じた興味深い事実であるが，この眼窩の上下対称構造を考慮に入れながら，眼窩解剖を理解することが重要である．

　それは上下眼瞼手術を行う際，この対称性をイメージしながら手術を行う方がオリエンテーションをつけやすいからである．

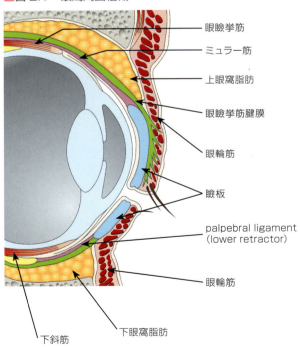

■図2.1：眼窩周囲組織

眼瞼挙筋
ミュラー筋
上眼窩脂肪
眼瞼挙筋腱膜
眼輪筋
瞼板
palpebral ligament (lower retractor)
眼輪筋
下斜筋
下眼窩脂肪

　上眼瞼の皮膚直下に斑状赤で示された眼輪筋が存在し，この筋肉は閉眼作用を有する．

　上眼窩深部から上眼輪筋下に延びる緑で示された組織は眼瞼挙筋腱膜である．

　眼瞼挙筋腱膜はその直下で紫色で示されたミュラー筋，さらにその奥に存在するピンク色で示された眼瞼挙筋と結合しており，開眼機能を有する．眼瞼挙筋腱膜下で水色で示された部位は軟骨組織から成る瞼板で，円滑な開閉眼に必要不可欠である．

　上眼窩奥にある黄色で示された組織は上眼窩脂肪であり，この脂肪はその前方にある眼窩隔壁内に収納されている．眼窩脂肪は眼球を保護する役割を担う．

　この図で示されるように，下眼瞼構造も上眼瞼のそれとほぼ同様である．下眼瞼で緑と紫で示される部位は，上眼瞼の挙筋腱膜と眼瞼挙筋に相当するが，特別な機能を有さず palpebral ligament，もしくは lower retractor と呼ばれる．その下部には黄色で示された下眼窩脂肪がある．

　下眼瞼内で眼球底に付着したピンク色で示された部位は下斜筋と呼ばれる外眼筋である．

(2) 眼輪筋

　上下皮膚直下に層状の眼輪筋が存在し，閉眼の際に眼輪筋は収縮する．また下眼瞼の眼輪筋は微笑む際にも収縮し，下睫毛に膨らみになる．眼輪筋は顔面神経運動枝に支配される．

　この眼輪筋の膨らみは俗称で"涙袋"と呼ばれ，特に若者たちの間で魅力的な目元の特徴として好まれる．(写真2.1)

　つまり眼輪筋は，閉眼という機能的役割を果たすとともに表情筋として極めて貴重な役割をも有している．したがって，皮膚切開法による下眼瞼形成術では眼輪筋への侵襲を考慮して治療を行わねばならない[1][2]．

　上眼瞼切開法では，眼輪筋繊維に対して平行切開となり，ほとんど眼輪筋損傷が起こらないので問題になることはない．写真2.2の矢印に示されたピンク色の組織が上眼瞼眼輪筋である．また写真2.3の矢印は下眼瞼眼輪筋である．

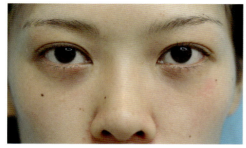

平常時：下眼瞼は平坦である

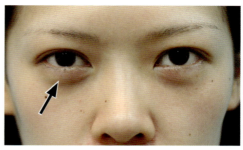

微笑時：眼輪筋の収縮による膨隆，いわゆる"涙袋"形成

■写真2.1
　写真左は通常の表情で撮影された平常時のもの，写真右は微笑時に撮影されたもので，微笑時眼輪筋が収縮し，膨らみを形成している(膨隆形成)．

《上眼瞼手術》　　　　　　　　　　　《下眼瞼手術》

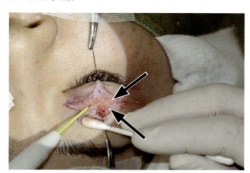

■写真2.2
　上眼瞼皮膚切開を行い，眼輪筋を露出したところ．矢印で示したピンク色の部位が眼輪筋．

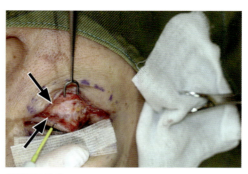

■写真2.3
　下眼瞼手術時に認められる眼輪筋．

(3) 瞼板

また上下眼瞼眼裂縁は瞼板と呼ばれる板状の軟骨組織（水色）があり，閉眼の際に上下瞼が緩みなく締まるために必要である（図2.1, 22頁参照）．

写真2.4では二重埋没法を行うため，瞼板遠位部をピンセットで把持し，上瞼を反転させながら局所麻酔剤を注入しているところである．反転された黄色く見える部位が上眼瞼瞼板で，その幅は約8mm程度である．

下眼瞼瞼板は上眼瞼瞼板ほど大きくはなく，写真2.5の如く下眼瞼を反転した際に認められる下眼瞼遠位端の2〜3mm程度の幅の軟骨である．

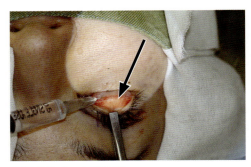

■写真2.4：上眼瞼板
　上眼瞼を反転させると，下眼瞼瞼結膜の下に黄色く見える部位が瞼板．

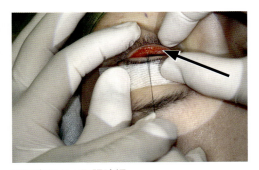

■写真2.5：下眼瞼板
　下眼瞼を反転させ，下眼瞼板を露出させたところ．上眼瞼板より幅が狭いことがわかる．

(4) 上眼窩

上眼窩は写真2.6で示されるように，皮膚直下に眼輪筋，そして眼輪筋直下には眼窩隔膜（septum）が存在する．

この写真では眼輪筋を切離し，眼窩隔膜に達したところである．眼窩隔膜は矢印で示された白い膜状組織でその下に上眼窩脂肪を包み込む．

写真2.7は皮膚切開法を用いた上眼瞼形成術を施行した際に上眼窩脂肪を展開したところであるが，上眼窩脂肪に到達するには眼輪筋と，この脂肪の境界をなす眼

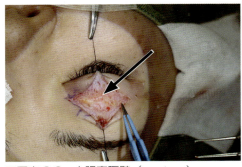

■写真2.6：上眼窩隔壁（septum）
　上眼瞼皮膚切開後，眼輪筋繊維に沿って平行に割を入れながら進入すると矢印で示した上眼窩隔壁（septum）に到達する．

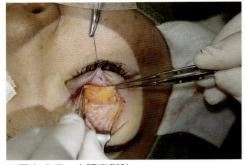

■写真2.7：上眼窩脂肪
　上眼窩隔膜を切開し，上眼窩脂肪を前方展開したところ．

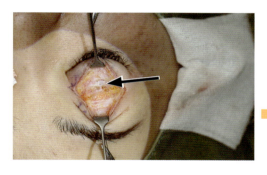

■写真 2.8：上眼窩横走靱帯
　余剰上眼窩脂肪を除去し，デマル鉤にて上眼窩内を上下方向に展開すると，眼瞼挙筋腱膜上に横走靱帯を認める．

窩隔膜を切離する必要がある．上眼窩脂肪は中央，外側部は比較的発達しているが，内側部はさほど発達していないことが多い．

　写真 2.8 では横走靱帯を認める．眼瞼挙筋は横走靱帯を滑車にして上眼瞼を開眼させる[3]．

(5) 下眼窩

　図 2.1（22 頁参照）の眼窩内で眼球と眼窩骨間を埋める黄色で示された組織は上下眼窩脂肪である．この脂肪量は東洋人に多く，加齢とともにその容積が増加する傾向にあり，いわゆる"目元のたるみ（baggy eyelid）"として典型的な老化兆候として認識されやすい．

　写真 2.9 は典型的な下眼窩脂肪の膨隆であるが，この脂肪は内側，中央，外側と 3 つのコンパートメントに分離されている．下眼窩脂肪に達するには下眼窩隔壁前面から進入する前隔壁アプローチと下眼窩隔壁後面から進入する後隔壁アプローチがある．

　写真 2.10 は前隔壁アプローチ（44 頁参照）により，下眼窩脂肪に到達しているが，その際は下眼窩隔膜を切離しなければならない．

　この写真では，経結膜的下眼瞼形成術の際に下眼窩脂肪内側，中央部をそれぞれピンセットでつまみ，上方へ引き出している．

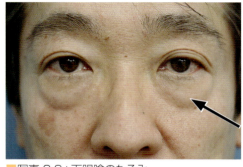

■写真 2.9：下眼瞼のたるみ
　典型的な下眼瞼のたるみ（baggy eyelid）

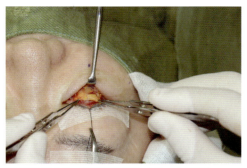

■写真 2.10：下眼窩脂肪（内・中央部）
　眼窩隔壁前方アプローチにて下眼窩脂肪に到達し前方へ引き出しているところ．

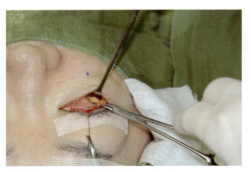

■写真 2.11：下眼窩脂肪（外側）
　下眼窩脂肪外側部を同定し，鉗子にて把持しているところ．

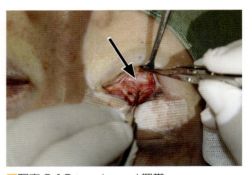

■写真 2.12：rockwood 靱帯
　下眼窩脂肪を下眼窩内で左右に固定するrockwood 靱帯（矢印）を同定したところ．

　写真 2.11 は下眼窩脂肪外側部をペアン鉗子で把持している．

　写真 2.12 は下眼窩脂肪内部を横走する rockwood 靱帯である．rockwood 靱帯は下眼窩内側から外側眼窩骨まで伸びており，下眼窩脂肪を固定する役割を担っている[4]．

　上下眼窩脂肪の機能的役割は定かでないが，眼球を衝撃から保護したり寒冷地で暮らす人々にとって眼球を低温から守る断熱作用を有していると考えられている[5]．

(6) 眼瞼挙筋と Lower Retractor

　図 2.1（22 頁参照）の緑で示された部位は，上眼瞼では眼瞼挙筋と呼ばれ，動眼神経の支配を受けて上瞼を開眼させる．眼瞼挙筋と瞼板接合部はハードコンタクトレンズを長期装用した場合や，加齢現象により弛緩することがある．

　同部位が弛緩すると，眼瞼挙筋の上瞼を挙上させる力が伝わりづらくなり，いわゆる"眼瞼下垂症"が出現する．また眼瞼挙筋下にある紫色組織は交感神経支配を受けるミュラー筋と呼ばれる筋組織で，この筋肉も上瞼の開眼に関与する．

　写真 2.13 矢印は眼瞼挙筋が瞼板へ付着する挙筋腱膜移行部を示す．挙筋腱膜移行部近位にはピンク色をした眼瞼挙筋自体も認められる．

　下眼瞼では上眼瞼の眼瞼挙筋が退化し，筋肉から結合組織状の lower retractor

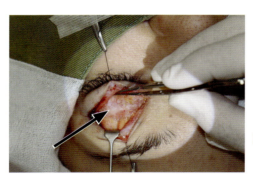

■写真 2.13：眼瞼挙筋腱膜移行部
　左上眼瞼にて矢印で示された横走靱帯下部に眼瞼挙筋腱膜移行部を認める．

と呼ばれる組織に置換されている．lower retractor は何ら機能を有していない．経結膜的下眼瞼形成法では lower retractor を切離しながら進入する．

(7) 眼窩結膜

図 2.1（22 頁参照）の紫色で示された上眼瞼ミュラー筋，下眼瞼（lower retractor）の眼球面は眼窩結膜で覆われている．眼窩結膜は上下天蓋部（fornix）で折り返し，眼球結膜へと移行する．

したがって経結膜的下眼瞼形成術で下眼窩内に局所麻酔剤を注入する際，眼球結膜に局所麻酔剤が移行し，眼球結膜が浮腫状となることがしばしばある．

写真 2.14 は浮腫状の眼球結膜．下眼窩結膜に注入した局所麻酔が眼球結膜にも浸潤し，矢印の如く眼球結膜下部が浮腫状となっている．通常この眼球結膜浮腫は治療後 7～10 日程度で自然解消される．

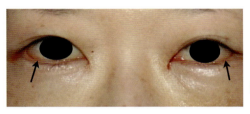

■写真 2.14：眼球結膜浮腫
眼窩結膜が眼球結膜に移行した症例

(8) 外眼筋

図 2.1 の赤色で示された組織は下斜筋と呼ばれる外眼筋の一部である．たとえば上眼瞼の上直筋，下眼瞼では下直筋は眼球運動機能に関与しており，上直筋は眼球上転運動，下直筋は眼球下転運動を司る．

外眼筋にはこれら以外にも内側直筋，外側直筋，上斜筋，下斜筋と全部で 6 個の筋肉から構成され，さまざまな眼球運動に総合的に寄与する．

図 2.1 の赤色で示された筋肉は下斜筋であり，この筋肉は写真 2.15 の矢印の如く，しばしば経結膜的下眼瞼形成術の際に遭遇する唯一の外眼筋である．

下斜筋は下眼窩脂肪内側部と中央部を分けるように位置している．下斜筋は眼球外側から起始し，頭外側から尾内側に向けて斜走し，眼窩骨底に停止する．

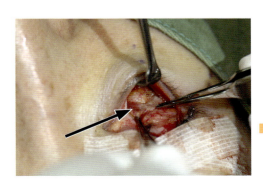

■写真 2.15：右下斜筋
右下眼窩内の矢印で示された赤い組織は下斜筋で，下眼窩脂肪内側部と中央部の境界を斜走する．

下斜筋は動眼神経に支配され，収縮すると眼球を上外側方に向ける作用を有する．経結膜的下眼窩形成術において下斜筋を損傷すると眼球上外側方運動に支障を来たし，斜視や複視を引き起こす可能性があるので，注意が必要である[6]．眼窩形成術を行う際に下斜筋以外の外眼筋に遭遇することはほぼあり得ない．

＊参考文献
1) Baylis HI1, Long JA, Groth MJ. Transconjunctival lower eyelid blepharoplasty. Technique and complications. Ophthalmology. 1989 Jul ; 96（7）: 1027-32.
2) Schwarcz RM1, Kotlus B2. Complications of lower blepharoplasty and midface lifting. Clin Plast Surg. 2015 Jan ; 42（1）: 63-71.
3) Kakizaki H1, Takahashi Y, Nakano T, Ikeda H, Selva D, Leibovitch I. Whitnall ligament anatomy revisited. Clin Experiment Ophthalmol. 2011 Mar ; 39（2）: 152-5.
4) Wayne F, Larrabee Jr. Surgical Anatomy of the Face. Lippincott Willams & Willins 2004 : 142-144.
5) 仁木裕, 市田正成, 谷野隆三郎, 保阪善昭. 美容外科手術プラクティス. 東京：文光堂, 2000 : 72-74.
6) Ghabrial R1, Lisman RD, Kane MA, Milite J, Richards R. Diplopia following transconjunctival blepharoplasty. Plast Reconstr Surg. 1998 Sep ; 102（4）: 1219-25.

第3章 新しいアプローチ「アイデザイン」のコンセプトと技法

3.1 より自然な効果が得られる治療・技法

●従来の治療と「アイデザイン」の治療の違い

　人は大切な話をするときは，相手の目を見ながらコミュニケーションを図る，ということを無意識のうちに行っている．これは主体の心理的側面に限られたことではなく，実際に視覚追跡調査を行うと，われわれは他人とコミュニケーションを図る際，その大半は眼周囲を見ているのである．

　"目は口ほどに物を言う"という古くからの諺があるが，相手の目元を注意深く観察していると，その状態から相手の感情を窺い知ることが十分に可能である．このように目は視覚という重要な情報収集器であるとともに，周囲に自分の感情を伝えたりする情報発信器としての大切な役割をも備えている．

　解剖学的に見ると，眼窩は，眼球とそれを包み込む眼窩周囲組織から構成される．眼球組織は視覚を司る機能組織で，美容外科的に介入する余地はほとんどない．したがって眼周囲を扱う美容外科では，眼窩周囲組織に対して治療を行うことになる．

　眼窩周囲組織は上下眼瞼，そして目頭と目尻の4部位が存在し，治療においてはこれら4部位の解剖学的特性を十分に理解した上で，症例に応じて単独部位のみに，もしくはいくつかの部位に対して治療を行うことにより相乗的効果が得られることも可能である．

　これまでの眼窩周囲に対する美容外科治療は，出現した症状そのものを直接解決する対症療法的手法を用いることが一般的であった．上眼瞼症状を例にあげると，眼瞼下垂症例は上眼瞼の治療で解決を図ってきた．

　しかしながら，アイデザイン治療では，眼瞼下垂の発症要因を上眼瞼領域のみならず，下眼瞼領域を含めて総合的に調べ，必要であれば下眼瞼アプローチから眼瞼下垂の解決を図ることもある．

　眼瞼下垂症状の治療は，開眼機能重視に強引に行うと"驚いたような不自然な目つき"となりかねない[1]．しかし上下眼瞼双方から総合的にアプローチし，適切

な治療を行うと，より自然な治療結果が得られることなどがわかってきた．

●傷跡の残らない治療結果を必須条件として

次に目頭切開術を例に取ると，従来までこの治療では治療後の傷跡の大きさや程度より，形成外科領域で行われるZ形成術等を用いて，最も効率良く開眼する方法を最優先としていた．

しかし，「アイデザインコンセプト」を導入した内眼角形成術では開眼効果と同様，可能な限り傷跡が目立たない治療を最優先に行う．そしてこの治療結果は目頭の十分な開大効果とともに，可能な限り目立たない傷跡が必須条件となった．

また従来まで，目元の左右方向に開眼する目尻切開術の効果は限定的であるとし，積極的に行われてこなかった．だが，この新たなコンセプトでは目尻切開術のみならず，下眼瞼形成術等を含めた複合的治療を用いてそれぞれの治療効果を高める．

そして，この治療では単に目の横幅延長だけでなく，やや目尻の下がった"たれ目"形成などの新しい手法が開発され始めた．

こういった例からわかるように，アイデザイン治療では従来まで行われてきた治療に多少の改変を加え，より安全で自然な結果をもたらすことを目的としている．

こうした新たなコンセプトが発案されたのは，近年のめざましい美容外科医療の発達やその社会的認知度の上昇により，求められる結果がよりハイ・グレード（質の高いもの）になったことが背景となっている．

このように新時代にマッチした質の高い結果を確実に得るための，新たな眼窩周囲美容外科コンセプトを"アイ・デザイン"と呼んでいる．

以下，「アイ・デザインの概念」について，具体的に述べていくことにしたい．

（1）解剖学的整合性（Surgical Plane）を考慮したアプローチによる手術

手術を行う際は，常に最も解剖学的整合性の取れたアプローチを用いる．皮膚切開を行う際は可能な限り皮膚線条に平行に行うようにし，傷跡が出来るだけ目立たないように配慮する．

皮下組織レベルでも筋繊維に平行に剥離するようにし，その損傷を最小限にする．皮下深部組織に到達する際も，常に解剖学的整合性に配慮し，その侵襲を最小限とし，ダウンタイムが少なく自然な治療結果が得られるように努める．

（2）眼窩周囲組織への総合的アプローチ

出現した症状のみを直接的に解決するのではなく，眼窩周囲が上下左右に連続した組織器官であることを考慮し，その症状の根本的な原因を総合的に探索する．

症状そのものよりも，むしろその原因を根幹的に解決することで，より自然で恒久的な治療結果が得られるようにする．

(3) 最小限の傷跡を最優先とした治療

美容外科医療は通常の医療の如く,痛みの緩和や救命のために行うのではなく,治療を受ける方の生活の質(QOL)の向上を目的に本人の随意によって治療(Elective surgery)を行う.

したがって良好な治療結果の要因として,症状の改善のみならず傷跡を可能な限り目立たなくさせることを最優先とすべきである.

(4) 美的(アーティステック)側面が加味された治療結果

美容外科治療は当然対象となる問題点の解決を目的に行われるが,得られた結果は出来るだけ顔面他部位と調和の取れたものとなるよう配慮すべきである.

そのためには事前に顔全体のバランスを美的側面からよく観察し,目元全体の美しさや若返り効果が顔に調和するように配慮した上で治療する.

3.2 「アイデザイン」を用いた治療部位

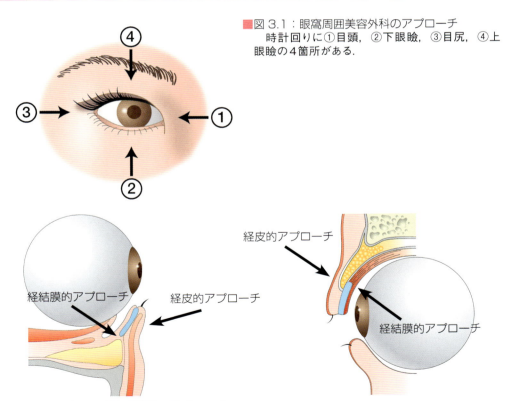

■図3.1:眼窩周囲美容外科のアプローチ
時計回りに①目頭,②下眼瞼,③目尻,④上眼瞼の4箇所がある.

■図3.2:上・下眼瞼手術時のアプローチ
上眼瞼,下眼瞼双方に,外側から皮膚切開をする経皮的アプローチと,内側結膜面からアプローチする経結膜的アプローチがある.上眼瞼では経皮的アプローチを行うことが一般的で,下眼瞼では経結膜的アプローチを行うのが一般的である.

●「アイデザイン」の4つのアプローチ

　アイデザイン治療を施す具体的部位は図3.1（31頁参照）のように4箇所となる．
　治療は改善する症状に応じて単独箇所で行う場合と，相乗効果を期待し複数箇所を同時に行う場合もある．

(1) 目頭

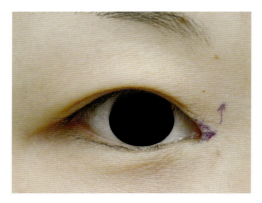

■写真3.1：目頭切開治療前のデザイン
　目頭鼻側に青マーカーで示されたのが目頭切開のデザインである．同部位が東洋人に特徴的ないわゆる"蒙古ひだ"で，この襞が上眼瞼内側を覆うので目が小さく見える．目頭切開は上下眼瞼輪郭に沿ってデザインされた"蒙古ひだ"を切除する．

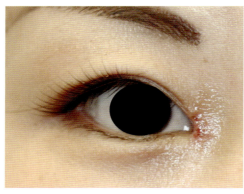

■写真3.2：目頭切開治療後
　"蒙古ひだ"が適切に除去されると上眼瞼内側が上方に開大，また左右方向に目幅が2 mm程度延びるため瞳の露出が改善し，目が大きくなったように見える．従来までのZ・W形成術と異なり，アイデザイン治療で行う上・下眼瞼輪郭に沿った目頭切開術では治療後切開瘢痕が最小限となる．

　写真3.1のように東洋人に特有の内眼角（蒙古）ひだが存在すると，目頭間距離が長くなり，このひだは目頭上部に覆い被さるので目が小さく見える．
　このひだを適切に切離・除去すると目頭間距離が縮み，眼球内側を覆うひだが除去され，開眼効果が期待される（写真3.2）．
　目頭切開は通常Z形成術やW形成術が行われてきたが[2]，こういった方法では十分な開眼効果が期待されるものの，治療後の傷跡がしばしば問題となっていた．
　目頭におけるアイデザイン法では傷跡が残らない手術法を最優先にして治療を行う．その理由は美容外科領域は疾患を扱うのではなく，緊急性を要しない随意で決められた医療なので，可能な限り傷跡を残さない治療を第一選択とすべきだからである．

(2) 下眼瞼

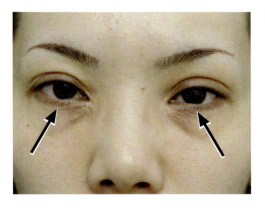

■写真3.3：下眼瞼治療・経皮的アプローチ後の傷跡
　矢印で示されるのは他院で行われた下眼瞼皮膚切開後に生じた外傷性瘢痕である．経皮的アプローチを用いると，どんなに丁寧に治療を行ったとしても多かれ少なかれこういった傷跡が生じる可能性が高い．したがって下眼瞼治療では原則的に経結膜的アプローチを用いるべきである．

　従来まで下眼瞼治療は経皮的に行うのが一般的だったが，皮膚切開をするこのアプローチを用いると，下眼瞼皮膚のみならず，眼輪筋，眼輪筋内毛細動静脈，顔面神経運動末梢枝も何らかの損傷を受ける（写真3.3）．
　こういった組織は下瞼開閉運動が円滑に行われるよう機能している．すなわち，眼輪筋やそれを支配する顔面神経運動末梢枝が損傷されると，下眼瞼開閉機能に障害を来たす恐れが生じる．
　たとえば手荒い操作で眼輪筋，顔面神経運動末梢枝が損傷されると，閉眼機能に支障を来たし，下瞼が外反傾向となりドライアイなど機能的傷害を残すことがある．こういった合併症を確実に回避するには，原則的に皮膚切開をせずに経結膜的アプローチを用いて治療をする方が賢明である（図3.2）．

(3) 目尻

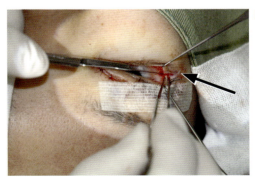

■写真3.4：右目尻に横切開を加えているところ（黒矢印）
　目尻切開幅は最大で約2mm程度とするのは，それ以上切開すると目尻部位が過緊張となり，治療後の瘢痕が増大したり目尻形状が不自然になりかねない．

　従来まで眼窩周囲美容外科領域において，目尻治療を行う機会は比較的少なかったと思われる．それは目尻の解剖学的構造上展開可能領域が小さく，たとえ同部位に治療を行っても，得られる効果は乏しいとされていたからである．
　しかし近年は，目尻部位は下眼瞼形成術と組み合わされ複合的に治療を行うことで，十分な効果的な結果が得られるようになった．

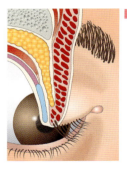

■図3.3：東洋人の上眼瞼
東洋人の場合，上眼窩脂肪量が多く，上瞼遠位端まで下降している場合が多く，腫れぼったい上瞼に見える．上眼窩脂肪の加重により上眼瞼が下垂し眼球を覆うため，若年層ながらまるで眼瞼下垂症状を呈しているかのように見える．

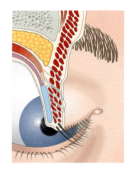

■図3.4：西洋人の上眼瞼
西洋人の場合，上眼窩脂肪は少なく上瞼近位端奥に留まり，上瞼皮膚・眼輪筋部とその下にある上眼瞼瞼板および眼瞼挙筋との間に繊維性癒着が存在する．皮膚と皮下組織の繊維性癒着のため，開眼時上瞼皮膚が折り重なり二重瞼を形成する．

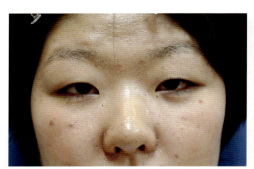

■写真3.5：典型的東洋人の上眼瞼
上眼窩脂肪の多い典型的東洋人の上眼瞼．

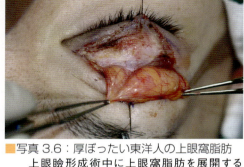

■写真3.6：厚ぼったい東洋人の上眼窩脂肪
上眼瞼形成術中に上眼窩脂肪を展開すると，このように分厚い上眼窩脂肪が存在する．本症例のような多量の上眼窩脂肪を放置すると，加齢とともに下垂が進み，典型的な上眼瞼のたるみ症状となる．

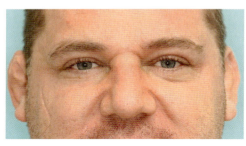

■写真3.7：典型的西洋人の上眼瞼
西洋人の上眼窩は眼窩脂肪が少ないため二重幅が明確である．

　目尻形成術で期待される効果は，眼裂を外側で切開・延長し左右方向の開眼効果をもたらすことである．そして目尻の切開幅は，最大2mm程度とされる（写真3.4）．この治療の適応は内眼角襞が存在しなかったり，目頭間距離が狭く目頭切開適応がないにもかかわらず，左右の開眼効果を得ようとする場合である．また，全体的に目が小さく，目頭切開のみでは十分な左右の開眼効果が得られない場合も目尻切開の適応となる．
　また，いわゆる"下眼瞼下制術"を用いて，つり目からややたれ目傾向へと改変する場合は，目尻切開を同時に行うことでより効果的な開眼効果が得られる．

(4) 上眼瞼

　図3.3，写真3.5，3.6に示されたように，東洋人の上眼瞼では上眼窩脂肪量が多く，

この脂肪組織は眼輪筋下で上眼瞼瞼板上まで下降している．そのため，開眼時にも上瞼は折れ込みがなく一重のままである場合が少なくない．それに比べて西欧人は図3.4の如く上眼窩脂肪が少なく上瞼の上位に留まり，東洋人のように瞼板まで下降することはない．また西洋人の場合，上眼瞼皮膚と瞼板には繊維性癒着があるので，眼瞼挙筋が上瞼を挙上させる際，上眼窩縁に向かって上瞼皮膚が折れ込み二重となる．（写真3.7）

　上眼瞼治療は，こうした東洋人に特徴的な上眼瞼構造を把握した上で，その構造的特徴に伴う不具合や加齢性変化を解消するために行われる．上眼瞼治療は経皮的アプローチを用いて行うことが最も多い．だが症状によっては皮膚切開をせずに，糸を経皮的に埋め込む埋没法を行ったり，軽度眼瞼下垂症に対しては経結膜的アプローチによって治療を行う場合もある（図3.2）．

3.3 「アイデザイン」の治療内容

●眼窩周囲治療の解剖学的留意点

　眼窩周囲治療を行う際，最も大切なことはその解剖学的構造の特徴を理解することであろう．その詳細は眼窩解剖の項目で記載しているので，ここではいくつかの重要なポイントを簡潔に述べる（第2章22～28頁参照）．

　まず上下眼窩には睫毛，瞼板，眼輪筋，眼窩脂肪が一対ずつ存在し，ほぼ上下対象に構成される．上下の相違点は，上眼瞼は開眼機能を有するため眼瞼挙筋が発達しているが，下眼瞼にその機能はない．上瞼の眼瞼挙筋に相当する構造は，lower retractorと呼ばれる腱膜で代償されている．下眼瞼治療を行う際 lower retractorへの侵入位置を把握することは，解剖学的オリエンテーションとして重要である．

　眼瞼の閉眼は眼裂の上下を覆う眼輪筋が収縮することでなされる．また，眼輪筋は目元の表情筋として極めて重要な役割を果たすので，治療に当たっては上下眼輪筋を出来るだけ温存するよう配慮する．アイデザイン治療の目頭，目尻の解剖について特筆することはないが，いずれも皮下における目頭・目尻靱帯の位置を把握し，これらの靱帯機能を損なうことなく治療することが肝心である．

　以上の解剖学的留意点を考慮した上でアイデザイン・コンセプトを加味した治療は大きく5つに大別される．

（1）眼窩周囲のたるみを解消する

　眼窩周囲皮膚は他部位よりも皮膚が薄く，特に上眼瞼は常に開閉眼運動を繰り返すため，経年時変化による皮膚のたるみが発生しやすい．

　また，東洋人の場合は上下・眼窩脂肪量が多く，その加重負担が原因で上眼瞼で

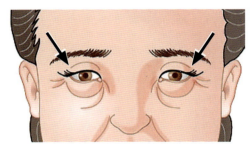

■図3.5：上眼瞼の外側下垂（lateral ptosis）
加齢とともに上・下眼瞼にたるみ症状が出現する．上眼瞼では黒矢印の如く外側が下垂しやすくこの状態をlateral ptosisと呼ぶ．

は外側下垂（lateral ptosis）が起こりやすい[3]（図3.5）．

　下眼瞼では下眼窩脂肪支持組織の加齢による弛緩と，下眼窩脂肪自体の膨隆性変化によりある時期からこの脂肪の前方突出が起こり，この状態が目の下のたるみとして認識されやすくなる．

　このように上下眼瞼のたるみは，典型的な加齢兆候として認められやすく多大なコンプレックスになりかねない．そのため，こうした眼周囲たるみ症状の改善を求める人々は高齢化社会の加速とともに増加している．

　治療を行うに当たっては，皮膚自体のたるみと上眼窩脂肪による外側下垂（lateral ptosis）や下眼窩脂肪の前方膨隆（baggy eyelid）との兼ね合いを把握した上で治療方法を慎重に選択すべきである．

(2) いわゆる下眼瞼の"クマ（くま）"を解消する

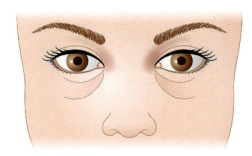 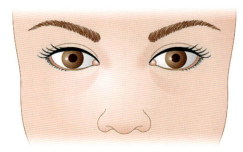

　　　　（A）治療前　　　　　　　　　　（B）治療後

■図3.6：下眼瞼のクマとその治療後
　下眼瞼症状には下眼瞼のたるみとクマが存在するが，実際は両症状が混在している場合がほとんどである．下眼瞼の治療前イラスト（A）には下眼瞼のクマが存在し，治療後イラスト（B）では解消されているが，実際の治療でもこのような結果が得られることが目標である．

　目の下のクマは，眼輪筋膨隆部直下から下眼窩骨縁に及ぶ皮膚全体が黒っぽく見える状態を表している．この症状は，下眼瞼皮膚色素が強調されることが原因と思われる（図3.6）．

　したがって，下眼瞼皮膚色素の程度が強いとよりクマ症状が出現しやすいが，この皮膚色素沈着は下眼瞼のみならず，上眼瞼にも伴っている場合がほとんどである．

　眼窩周囲色素沈着症は，体質的なものと喫煙など皮膚色素沈着を増強するような

生活習慣がその主な原因と思われる．

このように上下眼瞼に認められる色素沈着だが，一般的にクマは下眼瞼の単独症状を言い表し，上眼瞼単独の色素沈着症をクマと表現することは少ない．下眼瞼のクマが上眼瞼のそれよりも際立つのは，上眼瞼にはない下眼瞼の解剖学的特徴がその主な原因である．

(3) 上下・左右の開眼効果を得る

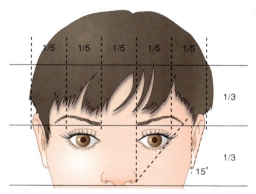

■図3.7：美しい上顔面のプロポーション（黄金律）

目幅が目頭間距離，そして耳から目尻までの距離と等しく，顔横幅が目のそれで5等分される．また額〜鼻根部間距離と鼻根〜鼻先部距離が等しくそれぞれ顔の長さの1/3となる．

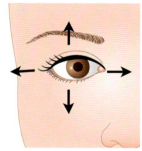

■図3.8：上下左右の開眼治療

上下左右開眼は，上・下眼瞼形成術，目頭・目尻切開を行う．上下方向の開眼治療は従来まで重瞼術や眼瞼下垂症に対する眼瞼挙筋短縮術，上眼瞼のたるみ改善を図る上眼瞼形成術のみが有効とされてきた．だが，当院で行う経結膜的下眼瞼形成術や比較的最近開発された下眼瞼下制術により，下眼瞼方向にも十分な開眼効果が得られることがわかってきた．

左右方向の開眼は目頭切開が有効であるが，元々目頭距離が近く目頭切開術の適応がない場合は，目尻切開術を行うことがある．だが目尻切開による開眼効果はあくまでも限定的である．

顔面の適切なプロポーション（黄金律）に準じた大きさの目は，整容学的に美しいので多くの人たちに好まれる（図3.7）．

逆にこの黄金律よりも眼が上下・左右に小さいと，美容外科的に改善の余地が求められる．上下方向に開眼効果を求める場合，重瞼形成や眼瞼下垂改善手術を行うことが一般的である．

しかし，新しいアイデザイン治療では，上下開眼効果を得るためにむしろ下眼瞼形成術を頻繁に行っている．下眼瞼形成術による開眼機序の詳細は，後ほどの項目で述べる．

左右方向の開眼効果を得るには，目頭・目尻切開を行うことが一般的である．目頭切開は目頭間距離が長い症例では有効だが，そうでない場合は目尻切開を行うことで左右方向への開眼効果をある程度もたらすことが可能である．

しかし実際には目尻切開単独の開眼効果は限定的で，下眼瞼下制術などを複合的に行うことで，より効果的な開眼効果が得られる（図3.8）．

(4) いわゆる"つり目"を解消する

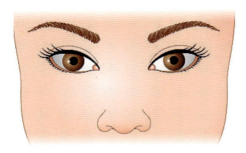 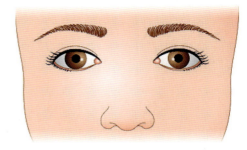

（A）治療前　　　　　　　　　　　　　　　（B）治療後

■図3.9：つり目の解消
　図Aは下眼瞼縁が目尻に向かって上がっているのでつり目に見える．図Bは下眼瞼縁が目尻に向かって下がっているので，たれ目に見える．つり目は顔つきがややきつい印象を与えるが，逆にたれ目は優しい印象を与える．東洋人は比較的つり目傾向の場合が多い．

　東洋人の場合，下眼瞼縁ラインが目尻に向かうにつれ上昇する，いわゆる"つり目"傾向を認めることが多い．"つり目"はややきつい印象を与えかねず，最近こういった"つり目"から逆に，目尻の下がった"たれ目"傾向を希望する症例が増加している（図3.9）．この治療は下眼瞼形成術のアプローチを用いて下眼瞼外側の lower retractor を短縮する．

(5) 上眼瞼の凹み症状を解消する

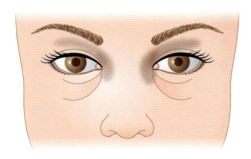 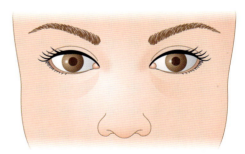

（A）治療前　　　　　　　　　　　　　　　（B）治療後

■図3.10：下眼瞼のクマ解消
　治療前は下眼瞼のクマ，たるみ症状および上眼瞼の凹み症状を認める（図A）．
　下眼瞼形成術にてその不具合を解消すると，治療前の存在した下眼瞼のクマ，たるみのみならず，上眼瞼の凹み症状も解消傾向に向かうことが一般的である（図B）．

　眼窩周囲の加齢性変化の代表的兆候として，上眼瞼の凹み症状が初発症状として出現することが多い．従来まで上眼瞼凹み症状は，加齢に伴う上眼窩脂肪の萎縮が原因と思われていたが，こういった症例の治療時に上眼窩脂肪を確認すると明らか

な萎縮は認められない．すなわち上眼瞼の凹み症状の本当の原因は，上眼窩脂肪の萎縮ではなく他にその要因があると思われる．

興味深い事実として，下眼瞼形成術を施行し，下眼瞼の解剖学的構造上の不具合を修正すると，上眼瞼の凹み症状が改善することが多い．すなわち加齢に伴う上眼瞼の凹み症状は，上眼窩脂肪の萎縮が原因というよりも，加齢に伴う下眼瞼の三次元的構造変化がその主原因の1つと考えられる．

上眼瞼の凹み症状と下眼瞼との相関関係やその発生機序の詳細は後述するが，この症状の改善には下眼瞼構造の加齢性変化を修正することで二次的に得られることが多い．

3.4 「アイデザイン」の治療方法

(1) 二重瞼術　埋没法

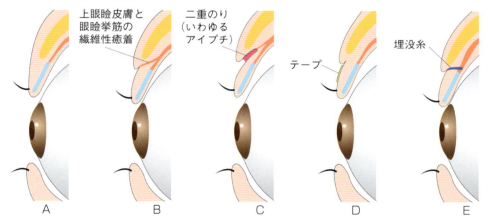

■図3.11：二重形成のためのさまざまな方法
A：一重瞼には上瞼皮膚と眼瞼挙筋の結合がないため開眼時も一重のままである．
B：二重瞼は上瞼皮膚と眼瞼挙筋に赤で示した繊維性癒着があるので開眼時二重となる．
C：いわゆる"アイプチ"と呼ばれるボンドで皮膚のみを二重にしている．
D：テープにて皮膚を二重にしている．
E：埋没糸を皮膚と眼瞼挙筋に縫合し，Bの二重構造と同様の状態にしている．

アイデザインのコンセプトでは治療対象部位の解剖学的構造を把握した上で，その解剖学的構造を維持することで，出来るだけ自然な治療結果をもたらすことを主眼としている．

一重の上眼瞼構造は上述の如く，上眼窩脂肪が下降し上瞼皮膚と瞼板に繊維状癒着が存在しないことが原因である．したがって，糸で上眼瞼皮膚と瞼板上部に人工的に癒着をもたらし重瞼とすれば，最も自然な形の二重となり得る．

なお，図3.11は二重形成に行われるさまざまな方法を図式したものである．アイプチやテープは二重埋没法の如く，眼瞼挙筋に作用しないので，二重ラインが形成されるのみで開眼効果は得られない．

(2) 二重切開法

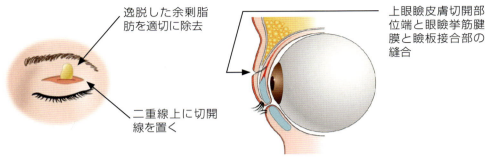

(A) 上眼窩余剰脂肪の摘出　　　(B) 糸を用いた二重形成

■図3.12：二重切開法のポイント
　二重埋没法で永久的二重が形成出来にくい場合は切開法を用いる．図Aの如く重瞼線に横切開を加え，余剰上眼窩脂肪を抜去する．次に図Bで示されるように，あらかじめデザインされた上瞼皮膚切開（二重）線遠位端と眼瞼挙筋腱膜の瞼板接合部に糸をかけ，人工的二重を作成する．

　上眼窩脂肪が過剰な場合，埋没重瞼法を行っても永久的な二重とはなりづらく，経年時変化とともにこの脂肪の重みで埋没法の効果が減弱し，二重が一重に戻ってしまうことが少なくない．

　こうした場合は，二重を作成する重瞼線に沿って切開し，余剰眼窩脂肪を除去した上で，上瞼皮膚と瞼板を皮下縫合し，永久的な重瞼を作成する．

(3) 上眼瞼下垂症改善術

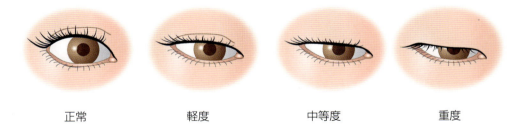

正常　　　　軽度　　　　中等度　　　　重度

■図3.13：上眼瞼下垂症の程度
　眼瞼下垂症は上眼瞼の開眼程度により図の如く軽度，中等度，重度に分類される．軽度から中等度は美容外科的手術で改善可能だが，重度になると眉毛・前頭筋つり上げ術など形成外科的手術を考慮することも考えられる[4]．

　上瞼が瞳孔を覆う状態を眼瞼下垂と呼び，瞳孔にかかる幅が1～2mmを軽度，3～4mmを中等度，そして4mm以上を重度としている（図3.13）．
　眼瞼下垂症には生まれつき発症する先天性のものと，後年成長に伴って発症する後天性のものがある．
　眼瞼下垂症は筋原性，神経原性，腱膜性，機械性，外傷性による原因分類がなさ

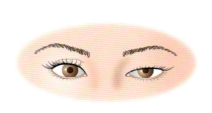

(A) 左目軽度上眼瞼下垂症

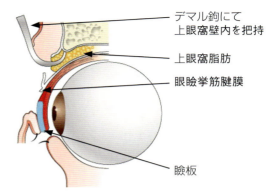

(B) 弛緩した眼瞼挙筋腱膜移行部の露出

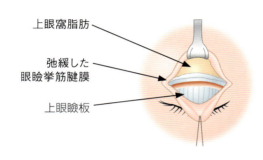

(C) Bを正面から見たところ

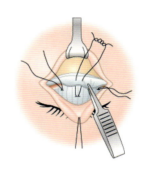

(D) 挙筋腱膜と瞼板の短縮縫合

■図3.14：上眼瞼下垂症の手術
　図Aは左目の軽度上眼瞼下垂症例である．その治療は図Bの如く重瞼に沿って皮膚を横切開後，眼輪筋内に進入して眼窩隔壁まで到達する．眼窩隔壁に横切開を加え，その奥にある上眼窩脂肪をデマル鉤で頭側に把持して眼瞼挙筋腱膜と瞼板移行部を露出する．次に，図Cで示すように弛緩した眼瞼挙筋腱膜を固定し前転させた後，図Dの如く6-0ナイロン糸等で瞼板内側，中央，外側3箇所に縫縮する．

れる．軽度眼瞼下垂症は上眼瞼結膜面からミュラー筋を糸で短縮する方法がある．また中等度眼瞼下垂症は図3.14の如く挙筋前転術を行う．重度の場合は眉毛・前頭筋つり上げ術を行う．

(4) 上眼瞼形成術

　図3.15の(A)で皮膚に描かれた点線は，切除すべき余剰皮膚のデザインである．
　このデザインに従って下垂した余剰皮膚切除する(B)．(C)はその矢状断だが，必要に応じて皮膚のみならず眼輪筋の一部を切除後眼窩隔壁に到達し，余剰上眼窩脂肪を除去したり，眼瞼挙筋腱膜の瞼板移行部が弛緩している場合は挙筋腱膜前転術を施行して上眼瞼症状の改善を図る．
　(D)は一連の処置により上眼瞼のたるみ・下垂症状が改善した正常な上眼瞼を示すが，皮膚切開線は重瞼ラインにまぎれてほとんどが目立たなくなる．

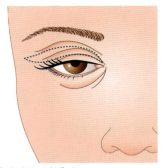
(A) 上眼瞼切除皮膚のデザイン

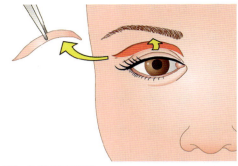
(B) 余剰皮膚切除

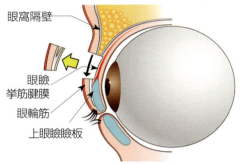

眼窩隔壁
眼瞼挙筋腱膜
眼輪筋
上眼瞼瞼板

(C) 皮膚切除時の側面像

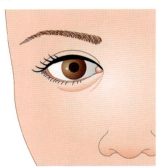
(D) 上眼瞼形成術施行後，切開線は二重線にまぎれる

■図3.15：上眼瞼形成術

　加齢に伴う上眼瞼のたるみには，その原因に応じて上眼瞼形成術を行う．いわゆる上眼瞼のたるみは上述の如く複合的要因が加わって症状を作っているので，まず最初に行うことはその原因の分析である．分析すべき項目は以下の表の通りである．

> ①皮膚自体のたるみ（偽眼瞼下垂症状）の有無
> ②上眼窩脂肪量の程度
> ③重瞼の有無や，その形成希望の確認
> ④眼瞼挙筋，瞼板接合部機能（眼瞼下垂の有無）の確認

　治療の一例をあげると，皮膚自体のたるみがある場合，余剰皮膚切除幅を慎重なデザインの上で決定する．その際上眼瞼脂肪量を推測し，脂肪量が多くlateral ptosisを来たしている症例では上眼窩脂肪除去を予定に入れる．
　次に二重の有無を確認し，二重が存在する場合はその幅を正確に計測する．本人の希望で二重幅を広げる場合はそのデザインに応じて重瞼術を予定する．
　さらに眼瞼挙筋機能・瞼板・挙筋接合部機能を慎重に調べ，筋膜性眼瞼下垂症状の有無を確かめる．筋膜性眼瞼下垂症が存在する場合は，挙筋前転術を行うことも考慮する．上記項目を分析し，必要に応じて複合的に症状の解決を図ることが自然な若返りをもたらす最大の要因となり得る．

(5) 上眼瞼形成術　眉毛下皮膚切開法

(A) 眉毛下切開のデザイン

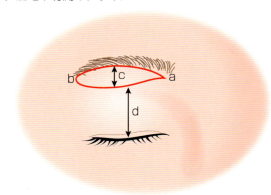

a：切除ラインの内側端．
b：切除ラインの外側端．
c：皮膚切除幅の最大値．
d：瞳孔中心で切除ライン遠位端から上瞼縁までの距離．

眉毛下切開のデザインは(A)の如く涙のつぶ(teardrop)型とする．水平方向はa, bを両端とし，皮膚切除幅はcとする．

(B) 眉毛下切開のデザイン側面と切開ライン

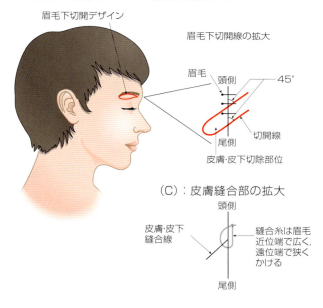

■図3.16：眉毛下切開デザイン
　眉毛下切開部位矢状断の拡大像では，眉毛下近位端，遠位端ともに頭側から尾側に向けて斜め45°で切開する．(毛包斜切開)[5] 斜切開は毛根部損傷を最小限に留めるために行い，眉毛下近位端の切開線を眉毛内に置くと，傷跡はほとんど目立たなくなる．(B)
　縫合は真皮内と皮膚の2層縫合を行うが，皮膚縫合にて留意すべき点は眉毛近位端で広く，遠位端で狭くかける．その理由は近位端は眉毛側は皮膚が厚く，その遠位端より固定力があるため，近位端に糸を広くかけることで縫合線の下方移動による瘢痕残存を最小限に留めるためである．(C)

　上瞼皮膚自体のたるみが治療対象となる場合，図3.16の如く眉毛下で切開する方法が考えられる．たとえば元来二重がなく重瞼線からの切開が行えない場合や上眼窩脂肪が少なく脱脂する必要がない場合にはこの方法を選択してもよいことになる．眉毛切開デザインは図3.16の如く治療後切開線及びその瘢痕が眉毛下に隠れるように行う．切開は図3.16(B)のように眉毛包に対して斜め45°で加え，できるだけ毛包を温存するように心掛ける．この操作により傷跡は最小限となる．また図3.16(C)のように皮膚縫合の際に配置することも傷跡の軽減に大変重要である．
　しかしこの方法は，本邦や韓国では比較的最近行われるようになったが，西欧では必ずしも一般的ではない比較的新しい方法であることに留意する必要がある．こ

の治療法の最大の欠点は眉毛下に生じる治療後の瘢痕であり，メイクアップ等で瘢痕を隠せる女性の場合はともかく，メイクアップを用いない方々や男性の場合は問題となりかねない．治療後瘢痕をいかに目立たなくさせるかが，この治療の成功の鍵となる．通常，上眼瞼形成術には重瞼ラインから切開を行うが，眉毛下切開法との使い分けや適応の違いを明らかに示した文献もなく，眉毛下切開法が重瞼ラインにて行う上眼瞼形成術よりも明らかに優れているとは言えない．したがって，患者が眉毛下切開法治療を強く希望するなど，明らかな理由がある場合を除いて，上眼瞼形成術には重瞼ライン切開を優先的に選択すべきであろう．

(6) 経結膜的下眼瞼形成術

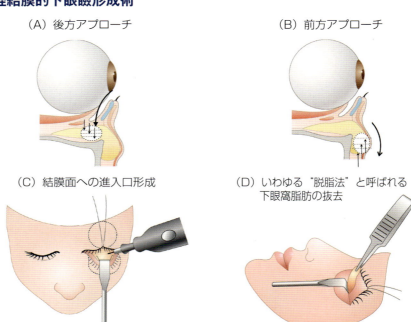

■図3.17：経結膜的アプローチとその治療法について
　　経結膜的下眼瞼形成術には，下眼窩隔壁後方から進入する後方（後隔壁）アプローチ（A）とその前方から進入する前方（前隔壁）アプローチがある（B）[6][7]．
　　従来までの経結膜的下眼瞼形成術は，Cの如く結膜面に進入口を作り，その進入口から下眼窩脂肪を抜去する，いわゆる脱脂法が一般的であった（D）．前方アプローチを用いるとBの小さな上向き矢印の如く下眼窩余剰脂肪前部から除去可能なので，治療結果はより正確で効果的である．それに比べて後方アプローチを用いると，Aの下向き矢印の如く，下眼窩余剰脂肪後部から除去するので治療効果は間接的で，不正確となりやすい．

　経結膜的下眼瞼形成術は皮膚切開を行わずに，結膜面から進入するアイデザイン治療の根幹をなす治療である．この方法を用いると，経皮的下眼瞼形成術に伴う下瞼外反や皮膚切開瘢痕などのリスクを確実に回避出来るので，下眼瞼治療では最優先に選択すべきアプローチである．このアプローチはいわゆる下眼瞼のたるみ（baggy eyelid），クマ治療に用いる．経結膜的アプローチには前隔壁アプローチと

後隔壁アプローチがある[6][7].（図3.17（A）（B））

　下眼瞼のたるみの原因である余剰下眼窩脂肪を抜去する脱脂法は，後隔壁アプローチを用いると操作が容易なので従来まで頻繁に行われていた方法である[8].（図3.17（C）（D））

　しかし，この脱脂法の適応となるのは，若年層で明らかな余剰下眼窩脂肪が存在する場合に限られており，中高年層以降の症例や，下眼窩脂肪量がさほど多くない症例は，後隔壁アプローチによる脱脂法の治療適応は少なかった．

　後隔壁アプローチによる脱脂法では効果が乏しいと思われていた下眼瞼症例も，前隔壁アプローチによる下眼窩脂肪前方部位からの精密な脱脂や，下眼窩構造の改変操作によってより良好な結果が得られるようになった[9].

（7）経皮的下眼瞼形成術

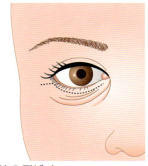
（A）切開線のデザイン

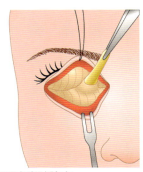
（B）余剰下眼窩脂肪除去

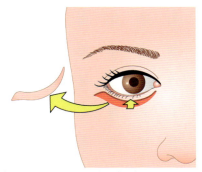
（C）余剰下眼瞼皮膚の切除

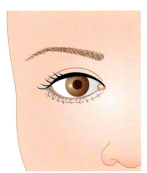
（D）下眼瞼皮膚縫合

■図3.18：経皮的下眼瞼形成術の実際
　図Aの点線で示されたように，下眼瞼睫毛直下の皮膚に横切開を加える．その後眼輪筋内を進み下眼窩隔膜に到達し，必要であれば余剰下眼窩脂肪を除去する．（図B）次に図Cで示されるように，余剰皮膚を切除，皮膚縫合にて治療を終了する（図D）．

　従来まで経皮的下眼瞼形成術は，下眼瞼領域の美容外科的治療で最も頻繁に用いられてきた方法である．
　この手術は図3.18（A）の如く，下眼瞼睫毛直下に平行に皮膚切開を行い下眼瞼

皮下組織に侵入する．次に図3.18（B）で示されるように，下眼瞼皮膚直下の眼輪筋下に侵入し，余剰下眼窩脂肪を適切に除去する．さらに図3.18（C）の如く余剰皮膚を切除後，皮膚縫合を行う．適切な治療を行うと図3.18（D）のように下眼瞼皮膚切開痕はほぼわからない．

しかし無配慮に下眼瞼睫毛直下の皮膚切開を行うと，傷跡残存や，下眼瞼皮膚外反の後遺症を伴いかねない．下眼瞼皮膚切開法を用いた下眼瞼治療には，こういった後遺症が発生する可能性が常に伴うため，この治療は美容外科手術の中で最も難しい一つと言われる所以である．

症例によっては下眼瞼外反予防のため，皮膚弁近位端を外側眼窩骨膜に縫合する余剰皮膚弁（アンカーリング・スーチャー）は切離した上で再縫合する[10]．

また，症例によっては眼輪筋縫縮（plication）をしたり，下眼窩隔膜（septum）に補強縫合を加え下眼瞼に張りを持たせる手技等が行われるが，その効果がどの程度なのか確証されていない．

当院では原則的に皮膚切開法は経結膜的下眼瞼形成術で解決出来なかった場合などの再治療にのみ用いることが多い．それは，この治療を行う際には十分な説明が必要であり，その理由は経結膜アプローチと比較すると，長期間の回復期間や上述したリスクが起こりうるためである．

経皮的下眼瞼形成術に伴う後遺症を確実に回避するには，下記の如くいくつかの守るべきポイントがある．

①下眼瞼皮膚切開は下睫毛から約1〜2mmの位置に行う．睫毛からこれ以上離れると治療後の傷跡が目立つ可能性がある．だが睫毛に余り近過ぎると，睫毛毛根を損なう恐れがあるので，睫毛直下切開線のデザインは出来るだけ慎重・正確に行う必要がある．
②治療前デザインにおいては座位で開口させながら上方注視をさせ，下眼瞼皮膚に最大限の緊張を故意に加えさせる．この状態で下眼瞼皮膚取り幅を決定すると，下眼瞼外反を誘発する過剰な皮膚切除が回避されるので，この状態でデザインを行うことが極めて重要である．
③皮膚切開の後，眼輪筋に到達した際，眼輪筋を可能な限り丁寧に扱い温存するように配慮する．眼輪筋機能の温存は，下眼瞼外反予防には極めて重要であることを念頭に治療に置く．

(8) 下眼瞼形成術　ハムラ法

その詳細については手術手技の項目でも詳しくふれるため，ここではその概念について簡単に説明するに留めておく．ハムラ法とは1995年，米国人美容外科医，Hamra. ST.によって開発，発表された下眼瞼形成術の新法である[11]．白色人種（コー

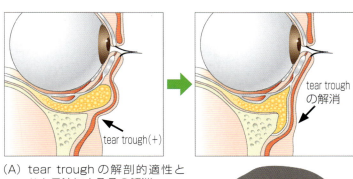

（A）tear trough の解剖的適性と
　　　ハムラ法によるその解消

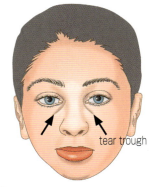

（B）tear trough の
　　　イラスト

■図3.19：tear troughとその解消のためのハムラ法
　図Aはハムラ法を用いた下眼瞼形成術の模式図だが，前方へ膨隆した余剰下眼窩脂肪を除去する代わりに，この脂肪を下方移動させている．
　この治療法は図Bの如く，いわゆる"彫りの深い"西洋人の下眼瞼に特徴的な"涙の溜まる窪み（矢印）（tear trough）"が認められる場合に適応がある．
　その理由は余剰下眼窩脂肪を下方移動し"涙の溜まる窪み（tear trough）"を埋めることで，下眼瞼のクマと同等に見なされるこの溝を軽減するためである．
　しかし，一般的に東洋人の下眼瞼には西洋人のような深い"涙の溜まる窪み"はないので，ハムラ法を用いた下眼瞼形成術の適応はそれほど多くない．

カソイド）は皮膚が薄く，加齢とともに顔面の皮下脂肪など軟部組織のボリュームが減少し，眼窩縁などが目立ち始めることが多い．

　そうした体質的特徴がある白色人種（コーカソイド）に，従来までの下眼窩脂肪脱脂を含めた経皮的下眼瞼形成術を行うと，眼窩骨縁がかえって目立つ傾向があるので，Hamra. ST. は図3.19（A）の如く，下眼窩脂肪を脱脂する代わりに下眼窩脂肪を下方移動させることを試みた．

　その結果，治療成績は良好と証明されたが，この方法はあくまで白色人種に施行，検証されたものであり，東洋人においてその有効性が検証されてはいない．

　東洋人は白色人種と比較すると，皮膚が厚く眼窩周辺の顔面骨も平坦であるため，図3.19（B）で示された白色人種のように，顔面骨縁（tear trough）が目立つことはほとんどない．したがって当院のこれまでの経験によると，東洋人に対するハムラ法下眼瞼形成術の効果は限定的と判断している．なおハムラ法は，通常経皮的アプローチを用いて行われるが，近年我が国において経結膜的アプローチを用いたハムラ法が新たに開発されたようである．

(9) 下眼瞼下制術

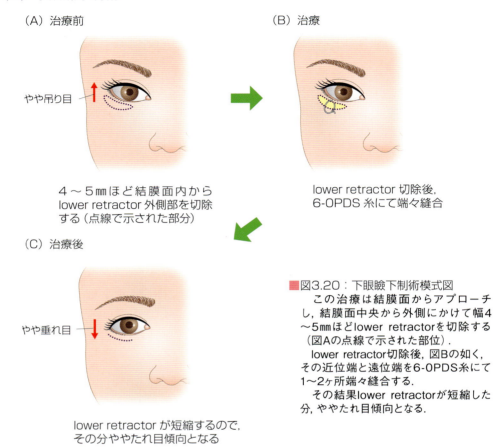

■図3.20：下眼瞼下制術模式図
　この治療は結膜面からアプローチし，結膜面中央から外側にかけて幅4〜5mmほどlower retractorを切除する（図Aの点線で示された部位）．
　lower retractor切除後，図Bの如く，その近位端と遠位端を6-0PDS糸にて1〜2ヶ所端々縫合する．
　その結果lower retractorが短縮した分，ややたれ目傾向となる．

　東洋人は図3.20（A）の如く，下眼瞼外側角が鋭角となるつり目傾向を認める場合が多く，きつい表情と認識されやすい．一方たれ目傾向にすると，目元はきつい印象から優しさや可愛らしさや，若干ではあるが開眼効果をもたらすので，近年若年層においてこの治療が求められるようになった．

　下眼瞼下制術は経結膜的下眼瞼形成術と同様のアプローチで侵入し，下眼瞼内部を展開する．展開後下眼瞼外側1/3にかけて眼窩結膜面で粘膜を約4〜5mm切除した後縫合し，たれ目傾向に促す（図3.20（B）（C））．だがこの方法は，粘膜切除幅を大きく取り過ぎると治療後に下眼瞼が内反し，いわゆる睫毛内反症と言われる下睫毛が内向き，眼球を刺激するといった機能的傷害をもたらす恐れがある．

　したがってこういった合併症の回避を最優先にすべきで，たれ目をもたらす下眼窩粘膜切除は控え目にしなければならない．その結果，この治療単独で得られるたれ目効果は限定的と言わざるを得ない．だが，目尻切開術や下眼瞼形成術などを加えた複合的治療の一環として下眼瞼下制術を行えば，治療の相乗効果が得られるため満足度が高くなると思われる．

(10) 目頭切開術（内眼角形成術）

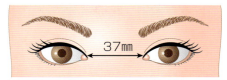

目頭間の距離：37mm以上だと離れている

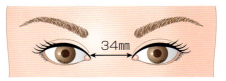

目頭間の距離：34mm以下だと近すぎである

（A）目頭間距離について

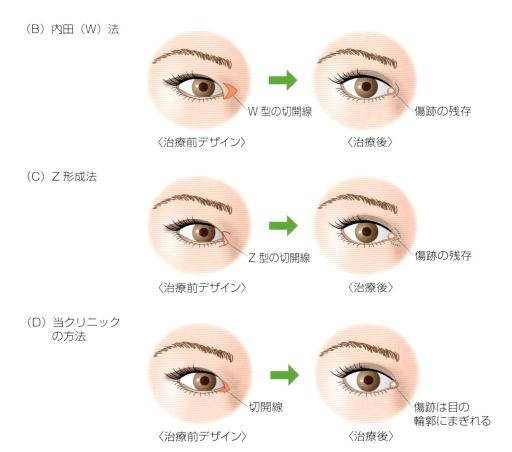

（B）内田（W）法

（C）Z形成法

（D）当クリニックの方法

■図3.21：従来までの目頭切開法とアイデザインによるその新法

　一般的に目頭間距離は37mm以上だと目頭間距離が離れている印象を与え，逆に34mm以下だと近い印象を与える．したがって目頭切開術は目頭間距離が37mm以上の場合を適応とする（図A）．
　（B）は内田（W）法と呼ばれる内眼角形成法だが，治療前デザインの如く目頭内側にW型の切開線を引く．この方法を用いると，効果的な内側水平方向への開眼効果が得られるものの，治療後イラストの点線で示したように目頭内側に瘢痕が残存する．
　（C）はZ形成法と呼ばれる内眼角形成法であり，治療前デザインの如く目頭内側にアルファベット文字のZ型の切開線を引く．内田（W）法と同様に良好な目頭開眼効果が得られるが，やはり治療後イラストの点線で示した瘢痕が残存する．
　（D）は当クリニックで行う内田（W）法の変法で，治療前デザインの如く切開線を内眼角輪郭の延長上に引く．内田（W）法やZ形成法に比較すると開眼効果は若干劣るが，治療後のイラストのように傷跡は眼輪郭に紛れ，自然な結果が得られやすい．

内眼角距離が広く目と目が離れた印象を与える場合，目頭切開法の適応となる．この方法はZ形成術やW形成術といった形成外科的方法が一般的に用いられていた．

このような形成外科的方法を用いると，原理的に皮膚間距離や面積が拡張出来るので，最も高い効果が得られる反面，内眼角周囲皮膚繊維方向に対して垂直方向の切開がなされるので，傷跡が目立つ可能性がある．

傷跡が出来るだけ目立たない方法としては内田法があり，この方法では皮膚切開が皮膚繊維方向と平行に近い方向で行われるので，傷跡が最小限になる．

当院では内田法に準じた方法で行うが，この方法よりもさらに傷跡が目立たないように改変を加えた方法を用いている（図3.21）．

（11）目尻切開術（外眼角形成術）

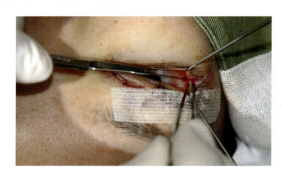

■写真3.8：目尻
　目尻切開術は，目尻皮膚・結膜を単鉤で斜め上下方向に引きながら展開する．（右目尻を額方向から撮影）

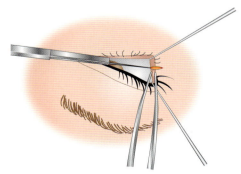

■図3.22：目尻切開術の切開部位
　写真3.8をイラストで示すと，目尻皮膚・結膜移行部を中心に皮膚側へ約4mm，結膜側へ約2mmの切開を加える．さらに外側目尻靱帯も切開・剥離し目尻の緊張を緩め，皮膚・皮下組織の自由度を上げる．

水平方向の開眼術として目頭切開法とともに，眼裂外側の目尻を切開する方法がある[12]．

内眼角系施術のみでは効果が乏しい場合や，内眼角距離が短く目頭切開を行うと目元の美しいプロポーションを損なう場合，この治療法の適応がない場合は，目尻切開法を用いて水平方向に開眼する施術の適応となる．

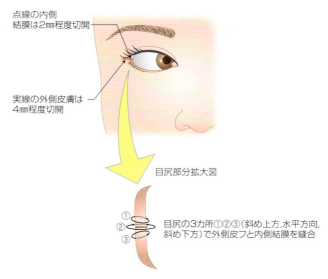

■図3.23：目尻切開部位の縫合
　バイポーラ鉗子で確実な止血を行った後，縫合は皮膚・結膜間で①〜③の如く斜め上方，水平，斜め下方の3箇所で行う．

　図3.22では目尻切開術中に外眼角粘膜に切開を加えている．切開は粘膜のみならず外眼角部皮膚及び外眼角靱帯にも加える．また，図3.23は右目尻切開部位と縫合部位の拡大であるが，外眼角皮膚と同部位粘膜を上・下斜め方向と水平方向の3箇所で縫合する．

　また，眼裂距離が小さく，内眼角形成術のみでは開眼効果が小さい場合，その効果を補足するために目尻切開術を行うこともある．

　目尻方向は切開距離が小さく，その効果は限定的であるが，下眼瞼形成術，下眼瞼下制術等を組み合わせることで満足度の高い治療結果が得られる．

3.5 これまで知られていなかった新コンセプト

(1) 皮膚特性を知る

　形成外科領域では外傷や熱傷等で皮膚欠損を来たすと，欠損部に皮膚移植を行うことがある．

　その際皮膚採取場所として，しばしば鼠径部が選択される．図3.24のように鼠径部から移植皮膚を採取すると，採取前皮膚は一定の緊張がかかり伸展しているが，鼠径部から遊離された途端，皮膚弾性繊維の収縮作用により，一気にその面積は縮小する．

　すなわち皮膚はその内部に存在する皮膚図のように弾性繊維が存在し，まるでゴムのように伸縮する優れた特性を有することを知る必要がある．

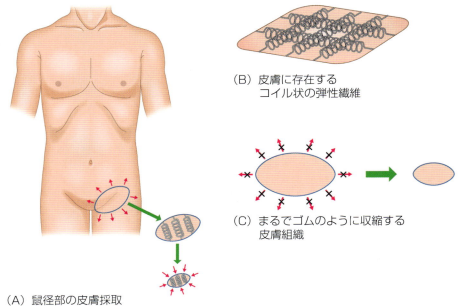

(B) 皮膚に存在する
コイル状の弾性繊維

(C) まるでゴムのように収縮する
皮膚組織

(A) 鼠径部の皮膚採取

■図3.24：皮膚の伸縮力

　図Aは鼠径部から皮膚採取をした模式図である．皮膚の組織学的構造を調べると，図Bの如く弾性繊維と呼ばれるコイル状の線維組織が存在し，皮膚はこの構造により伸縮性に富む組織となっている．図Aで鼠径部の青い楕円形皮膚に描かれた外向き赤矢印は，皮膚に外向きの張力を示すが，弾性繊維の働きにより皮膚は伸展した状態に維持されている．

　だがこの楕円形皮膚が鼠径部から採取された途端，外向きの皮膚張力は解消され弾性繊維の内向きの弾性力で皮膚は一気に収縮する．それは図Cで示されるように，皮膚はまるでゴムのように外向きの力（赤矢印）が失われた途端，均一に小さく縮む．

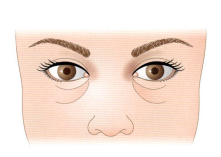

(A) 表面から見た下眼瞼のたるみ

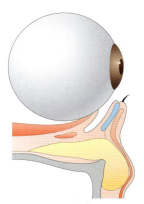

(B) 下眼瞼のたるみの解剖的構造

■図3.25：下眼瞼たるみの原因

　図Aは加齢とともに出現した下眼瞼のたるみで，この症状は従来まで下眼瞼表皮の弛緩と見なされ，その治療は下眼瞼皮膚切除を中心に行われてきた．

　しかし，実際は皮膚がたるみの原因ではなく，図Bで示されるように，皮下に存在する下眼窩脂肪が前方に膨隆し，その結果，図3.5（36頁参照）で示した如く伸縮性に富んだ皮膚がまるで弛緩したかのように見えているだけである．

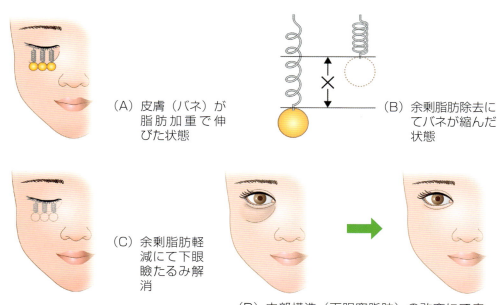

■図3.26：下眼瞼たるみ解消の原理
　下眼瞼のたるみを模式図を使って説明すると，伸縮性に富んだ皮膚がバネ（コイル）で，その先についたまるでバネ計りの重りのような下眼窩脂肪が原因で皮膚が弛んだように見える状態である（図A）．
　図Bはバネ計りの模式図だが，重り（下眼窩脂肪）が消えるとバネ計り（皮膚）はその弾力性により収縮する．実際の下眼瞼でも図Cで示すように，下眼窩脂肪が減少すると皮膚への加重が軽減し，バネ計りと同様に皮膚は収縮し，図Dの如く皮膚を切開しなくても目の下のたるみは解消されるはずである．

　美容外科領域では，この皮膚の特性の存在で，しばしば出現した症状とその根本的原因が異なることがある．

　下眼瞼症状を例にあげると，図3.25（A）の如く加齢とともに下眼瞼のたるみが出現する．下眼瞼のたるみは下眼瞼膨隆として認められるが，下眼瞼の膨隆症状を病態的に観察すると，その表現型としては下眼瞼皮膚が伸展した状態である．

　従来まで下眼瞼膨隆症状（baggy eyelid）の原因は，下眼窩脂肪の前方突出とともにこの伸展した下眼瞼皮膚自体であるとし，その治療は下眼窩脂肪除去に加え，伸展した皮膚を切除短縮する経皮的下眼瞼形成術により解決を図ってきた．

　しかし，その治療結果は皮膚切開を行うという高侵襲の治療であるにもかかわらず，限定的であったり，時間経過とともに再発したりと，必ずしも満足度の高い治療とは言えなかった．

　その証拠に経皮的下眼瞼形成術はその需要の高さに比べると，治療対象となる患者は実際に治療を受けるとなると，この治療に伴うデメリットや長いダウンタイムから治療を躊躇することが多かった．

　経皮的下眼瞼形成術を行っても後年症状が再発することが多いのは，下眼瞼皮膚の

伸展として現れた単なる表現型症状自体の改善を試みても，その背後にある根本的原因が解決されなければ，一時的に皮膚切除したことで得られた結果もまた再発の道をたどるからである．

　下眼瞼膨隆症状すなわち下眼瞼のたるみの本当の原因は，図3.25（B）の如く皮下に位置する下眼窩脂肪の前方膨隆そのものである．つまり下眼窩脂肪が眼窩隔膜から逸脱し，前方に向かって膨隆すると，その容量と加重で皮膚が伸展し，まるで皮膚が伸びたような表現型として見える．

　この症状は皮膚自体がゆるみきってしまったのではなく，図3.26で示されるように，あくまで皮膚の特性として下眼窩脂肪の加重が原因で伸展しているに過ぎず，脂肪による膨隆が解消されると皮膚は元に戻るのである．こういった皮膚の特性を知らないほとんどの患者たちは，皮膚がゆるみきったように見える下眼瞼のたるみは，皮膚自体を切開しなければ症状は改善しないと誤解していることが多い．

　その誤解はつい最近まで，この医療に携わる医師たちも同様で，その症状解決には皮膚切開を優先的に治療を行っていた．

　しかし，実際は皮膚切除を行っても根本的症状の解決にはならず，下眼窩構造の改変を行わないと，症状は再発する運命にある．したがって症状の根本的な解決は，経結膜的下眼瞼形成術を用いて，下眼窩内で前方突出した下眼窩脂肪を軽減し，その結果皮膚自体が収縮するのを促し，たるみ症状の解消を図るべきである．

　この方法を用いると，皮膚切開法に伴う下眼瞼外反や傷跡などの後遺症が確実に回避されるのみでなく，より永続的効果が得られる．

（2）眼瞼下垂と下眼瞼構造の関係について

　従来まで眼瞼下垂症の原因は，瞼板と眼瞼挙筋接合部の緩む腱膜性のものがほとんどで，それ以外は先天性のものを除いては，加齢による老化現象として上瞼皮膚が著しく弛緩した老人性のものとされていた．ところが明らかな原因がなく，そして比較的若年にもかかわらず，軽度上眼瞼下垂を認める症例も少なからずあることがわかってきた．

　また，こうした軽度の上眼瞼下垂症例には下眼瞼のクマ，たるみなど，多少の下眼瞼症状を併発している場合が多いこともわかりはじめている．こういった下眼瞼症状を伴った軽度上眼瞼下垂症には，経結膜的下眼瞼形成術を優先的に行うことが多い．その理由は，経結膜的下眼瞼形成術後に眼瞼下垂症状がある程度改善することが多いからである．

　すなわち，従来まで上眼瞼にのみ原因があるとされていた眼瞼下垂症だが，実際は上眼瞼のみならず，下眼瞼のクマ，たるみをもたらす下眼瞼構造の不具合にもその原因があることがわかってきた．そこで下眼瞼構造の不具合がどのように眼瞼下垂症状を引き起こすかを分析すると，図3.27（A）の如く下眼窩脂肪は，まるで数珠をつなぐ糸の如く3つの（内側，中央，外側）コンパートメント内を走る

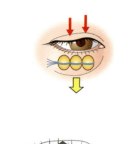
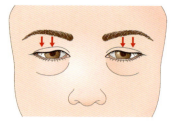

（A）下眼瞼構造の加齢性変化に伴う眼瞼下垂の誘発

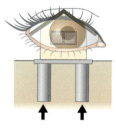
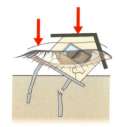

（B）家屋を例に挙げた下眼瞼構造不具合による上眼瞼への悪影響

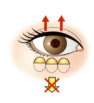
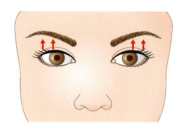

（C）下眼瞼構造不具合の解消とその結果得られた上眼瞼下垂の解消

■図3.27：上眼瞼下垂と下眼瞼構造の関係
　図Aは下眼瞼のクマ，たるみ症状が上眼瞼に悪影響を及ぼす状態を示している．下眼窩脂肪が青で示されたrockwood靱帯下方（黄色矢印）に逸脱する結果，眼球上転を促す力が伝わり，相対的に赤矢印の如く上瞼が覆い，まるで眼瞼下垂が発症したかの状態に陥る．
　図Bは下眼瞼構造の不具合が上眼瞼に及ぼす悪影響を家屋を例にあげてシェーマ的に示している．左図の黒上向き矢印で示したのは家屋の安定した土台であり，それは不具合のない正常な下眼瞼構造を表す．そのしっかりとした土台の上に建つ家屋は安定していて，その家屋に重ねて描かれた上眼瞼もしっかりと開眼している．右図は不安定な土台の上に建つ家屋が傾くように，下眼瞼構造に不具合があると，家屋に重ねて描かれた上眼瞼（赤矢印）のように眼瞼下垂様症状を発症する．
　図Cは図Aで示された下眼瞼構造の不具合を修復した結果，黄色矢印方向の力が消失すると眼球が正しい位置に戻るので，赤矢印方向で示されたように開眼する．

　rockwood靱帯で繋がれている．rockwood靱帯は内側眼窩骨内から起始し，外側に向かって扇状に広がりながら外側眼窩骨内に停止する[13]．また下眼窩脂肪は後部で外直筋や下斜筋などの外眼筋，眼球下部と眼窩骨底部のスペースを埋める．
　東洋人は下眼窩脂肪量が多く，加齢に伴い眼窩脂肪が前方へ膨隆し下眼瞼のクマ，たるみ症状が出現することは周知の事実である．その機序は加齢に伴う眼輪筋をはじめとする眼球支持組織全体の緩みが原因となり[14]，肥大化した下眼窩脂肪が左右に密に固定されたrockwood靱帯下部から前方下方へ逸脱する．一度前方逸脱した下眼窩脂肪は，ヘルニア症状のようにrockwood靱帯下部に不可逆的に嵌頓するが，眼球組織自体も下方向に牽引される．この眼球組織の下方牽引力は，眼球上転

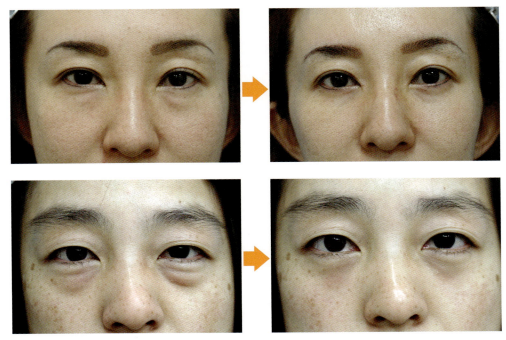

■写真 3.8：経結膜的下眼瞼形成術後に解消された上眼瞼下垂症状

　上下ともに左は経結膜的下眼形成術治療前，右はその治療後の目元拡大写真である．治療前，これらの患者は下眼瞼のクマ，たるみ症状のみならず軽度開眼不全（眼瞼下垂様症状）を訴えた．だが診察の結果，腱膜性眼瞼下垂症等が除外されたため，この症状は下眼瞼構造の不具合による上眼瞼への悪影響が原因と判断した．
　治療は上眼瞼下垂解消のための直接的治療（挙筋前転術）等は行わず，経結膜的下眼瞼形成術のみでその間接的効果を期待したところ，右写真の如く眼瞼下垂様症状の明らかな改善が認められた．

を促すベクトルと変換されるため，相対的に上瞼が眼球を覆い，まるで眼瞼下垂に類似した病態が発生すると推測される（図 3.27 (A)）．
　この下眼瞼構造の不具合が上眼瞼へ及ぼす悪影響をわかりやすく家屋を例にあげて説明すると，図 3.27 (B) のようになる．左家屋の土台がしっかりしている，すなわち下眼瞼構造に不具合がないので，土台上の家屋は安定していて，そのことは正常に開眼していることを表す．次に右家屋を見ると土台が悪く，すなわち下眼瞼構造に不具合があるのでその上の家屋も不安定で傾いている．それは赤矢印の如く上瞼が眼球を覆い眼瞼下垂を誘発することを示す．
　つまり上眼瞼・下眼瞼は繋がっているため，土台に不具合があるとその上の家屋が傾くように，下眼瞼構造に不具合があると，その悪影響が上眼瞼および開眼不全（眼瞼下垂様症状）を引き起こすと考えられる．したがって前頁図 3.27 (C) の如く適切な下眼瞼形成術により上眼瞼への悪影響が解消されると，赤矢印で示されるように上瞼開眼不全（眼瞼下垂様症状）も改善される．写真 3.8 で示されるように，経結膜的下眼瞼形成術を行うことで治療前に認められた軽度眼瞼下垂症状は治療後に改善されている．

(3) 下眼瞼形成術について

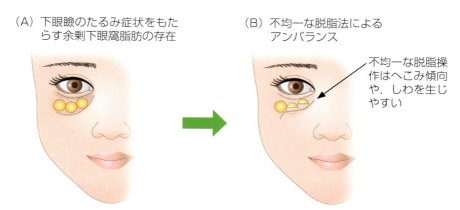

（A）下眼瞼のたるみ症状をもたらす余剰下眼窩脂肪の存在

（B）不均一な脱脂法によるアンバランス

不均一な脱脂操作はへこみ傾向や，しわを生じやすい

■図3.28：いわゆる下眼瞼"脱脂法"に伴うリスク

　下眼窩脂肪量を軽減する脱脂を行うと，比較的若年層では良好な結果が得られるものの，中高年層以降では効果が限定的であった．その理由は眼窩脂肪を抜去するのみでは皮膚全体のバランス得られず，無理な脱脂は下眼瞼皮膚のしわや凹みをもたらす危険性があるためである．

	経結膜的脱脂法に伴う下眼瞼のへこみやしわに対する追加治療	リスク
1	大腿，腹部の採取脂肪を下眼瞼に注入	注入脂肪吸収による経時的変化や異物反応
2	除去した下眼窩脂肪を注入可能に粉砕して下眼瞼に再注入	繊維成分に富んだ下眼窩脂肪の粉砕の難しさと適切な注入の困難
3	下眼窩脂肪を眼窩下部に移動させるハムラ法	移動した下眼窩脂肪残存による再発
4	ヒアルロン酸，ハイドロキシアパタイト等の注入	異物反応や注入物質の経時的変化

■表3.1：経結膜的脱脂法に加えた追加治療とそのリスク

　従来まで下眼瞼症状，いわゆる下眼瞼のクマやたるみの主原因は下眼窩脂肪の前方膨隆突出による下眼瞼陰影の強調（クマ）や皮膚弛緩（たるみ）とされていた．これらの問題解決は，経結膜的に下眼窩脂肪にアプローチし，いわゆる「経結膜的脱脂法」と呼ばれる下眼窩脂肪除去を主体とする治療を行っていた．

　だがこの「経結膜的脱脂法」は皮膚弾力性に富んだ比較的若年層症例に適応があるものの，中高年層以降の症例には不適応とされていた．その理由は中高年層以降では皮膚弾力性が減少していて，長年下眼窩脂肪が膨隆して形成された下眼窩皮膚の弛緩は，「経結膜的脱脂法」のみで解決出来ないとされていたのである．

　そして中高年層以降の下眼瞼症例で無配慮に「経結膜的脱脂法」を行うと，下眼瞼皮膚が余りしわが発症したり，過剰脱脂による下眼瞼の凹みを伴う恐れがあると

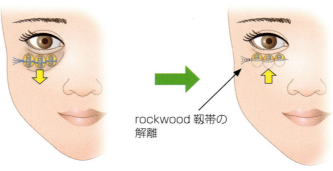

(A) rockwood靱帯による　　　　(B) rockwood靱帯解離による
　　下眼瞼皮膚の下垂位での固定　　　　下眼瞼皮膚の挙上

rockwood靱帯の
解離

■図3.29：rockwood靱帯等の解離・バランス化
　この操作により皮膚に備わった弾性力を活用して，皮膚挙上を図り，しわ，へこみ予防を行う．

されていた．したがって中高年層以降の症例では，余剰皮膚除去を行う経皮的アプローチが一般的であった．

　だが経皮的アプローチを行うと，皮膚切開による回復期間が遷延したり不可逆的な傷跡や瘢痕が残存するので，QOLを最優先とする現代人は可能な限りこういったリスクの伴う治療を回避するようになった．その代わりに出来る限りノーダウンタイムで，しかも傷跡や瘢痕が残らない経結膜的治療のニーズがより高まった．

　しかし上述の如く，中高年層以降の「経結膜的脱脂法」では下眼瞼のしわや凹みの危険性を伴うので，脱脂量を控え目に行わざるを得なかった（図3.28）．だが控え目な脱脂を行うと症状が残存したり，一時的に症状は改善するものの比較的早期に再発したりと，中高年層以降の「経結膜的脱脂法」にはジレンマが伴った．

　そこでこのジレンマ解決策として，十分な脱脂操作に加えて，表3.1に示す複合的治療を行うようになった．これらの追加治療は一見理にかなっているように見えるが，やはり何らかのリスクを伴うことを知らねばならない．

　当院では注入治療に伴うさまざまなリスクを回避するため，可能な限り注入は行わずに治療を行うようにしている．その際重要なことは，いかに経結膜的脱脂術に伴う諸問題を解決するかである．そもそも経結膜的脱脂術は経結膜面に小さな穴を開け，そこから下眼窩脂肪を抜去する方法であり，我が国では眼窩隔壁後方アプローチを用いて行われることが多い．

　しかし眼窩隔壁後方アプローチでは正確な下眼窩脂肪除去が困難であり，このアプローチを用いた不正確な脱脂法が皮膚のしわや凹みの原因と考えられる．したがって当院では（眼窩隔壁）前方アプローチを用いて目の下のたるみ（baggy eyelid）の直接的要因である下眼窩脂肪前部から繊細かつ的確に必要量のみ脱脂する．

　下眼窩脂肪の最小限摘出に伴う再発対策だが，そもそも膨隆部位は可動域のある前方部位なので，前隔壁アプローチにてこの可動域部位を適切に処置すると，たと

え脂肪除去量を最小限としても再発する可能性はほとんどない．

　またこの治療に伴うしわ発生予防は，図3.29（58頁）で示されるように下眼窩皮下組織と皮膚を結ぶrockwood靱帯等の解離・調整を行い，皮膚自体に備わる弾性力を活用し皮膚挙上を図ることでそれを可能にしている．

（4）眼窩周囲のコンビネーション治療

　これまで眼窩周囲の美容外科治療は，対象となる4部位（目頭，目尻，上眼瞼，下眼瞼）に対し，その治療目的に応じてそれぞれ個別治療を行っていた．だが新しいアイデザインコンセプトでは，対象となる眼窩周囲箇所に行う個別治療を組み合わせたコンビネーション治療を行うことで相乗的効果や，より自然な治療結果が得られるようになった．以下に眼窩周囲のコンビネーション治療の代表例をいくつか列挙する．

①目頭切開術＋二重形成法

(A) 目頭切開を先に行う

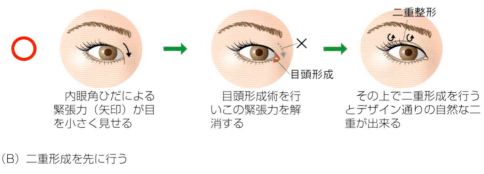

(B) 二重形成を先に行う

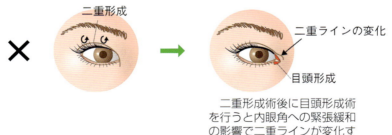

■図3.30：目頭切開法と二重形成法を行う順序

　目頭切開法は内眼角襞を除去することで開眼効果をもたらす治療だが，単独のみでの開眼効果は限定的であった．しかしこの治療に二重形成法を加えることで，その開眼効果は大幅に増大することがわかった．

　ただし目頭切開法に二重形成法のコンビネーション治療を行う際は，最初に目頭切開を行い，内眼角襞による上眼瞼重二重ラインにかかる緊張を緩和した上で二重

形成した方がより自然で美しい目元や開眼効果が得られる（図 3.30（A））．

逆に二重形成法を先に行ってから目頭切開すると，内眼角襞の形状変化とその緊張緩和が二重ラインに何らかの影響を及ぼしかねない（図 3.30（B））．このように出来るだけ正確な形状を追求すべき目元治療においては，治療の順番も各々の治療の相互作用を考慮に入れた上で決定すべきである．

②二重瞼術切開法＋埋没法

〈従来までの二重切開法〉

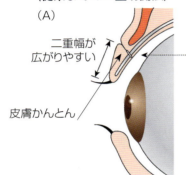

（A）
二重幅が広がりやすい
皮膚かんとん

上眼瞼皮膚切開部にてその遠位端を直接眼瞼挙筋に結紮するため，二重幅が広がったり二重が奥に入りこんで不自然となりやすい

〈新コンセプトを用いた二重切開法〉

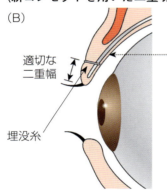

（B）
適切な二重幅
埋没糸

皮膚と眼瞼挙筋を直接結紮せず，埋没糸で上眼瞼皮膚と上眼瞼板眼瞼挙筋接合部をあまり緊張を加えず結紮するのみなので，適切な幅で浅い自然な二重となる

■図 3.31：二重切開法の新コンセプト

従来まで，二重切開法は，初めに作成しようとする二重幅で上眼瞼皮膚を横切開する．次に眼輪筋を分けるように侵入し，眼窩隔壁に到達した上で眼瞼挙筋腱膜を同定する．その上で重瞼ラインは，その高さで上眼瞼皮膚の切開遠位端と眼瞼挙筋を糸で数カ所結紮して作成する（図 3.31（A））．

二重切開法の利点は作成した二重ラインがしっかりと形成され，その効果が恒久的に維持されることである．だがその反面，この方法では重瞼皮膚ラインが眼瞼挙筋に強く牽引されるため，二重幅が予想以上に広がったり，そのラインが皮膚奥へ深く入り込んだ不自然に見える二重の例が後を絶たなかった．

この二重切開法に伴う欠点を補うには，上眼瞼皮膚遠位端を眼瞼挙筋腱膜を結紮する代わりに二重埋没法を加えると，適切な幅であまり深く入り込まない自然な二重が形成される．（図3.31（B））なお，二重切開法に埋没法を加えるコンビネーション治療の場合，必要であれば上眼窩脂肪の脱脂や余剰上眼瞼皮膚切除を適切に追加すると，より持続的な二重ラインの維持が得られる場合もある．

③下眼瞼形成術＋下眼瞼下制術＋目尻形成術

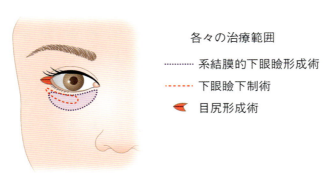

■図3.32：下眼瞼に行うコンビネーション治療の範囲
　　治療範囲が重複しているので，一度に治療可能である．

　従来まで上下方向に開眼効果をもたらす治療は，上眼瞼治療のみとされていた．だが下眼瞼治療の経験を積み重ねるにつれ，下眼瞼治療によっても上眼瞼治療と同様開眼効果が得られることがわかってきた．特に下眼瞼にコンビネーション治療を行うと，より効果的な開眼効果が得られる．
　下眼瞼コンビネーション治療の内容は，それぞれ下眼瞼形成術，下眼瞼下制術，目尻形成術だが，これからは治療範囲が重複していること，また各々の治療侵襲が比較的軽度なので全ての治療を一度に行うことが可能である（図3.32）．それぞれの治療を時を変えて個別に行うより，全ての治療を一度に行う方がトータルダウンタイムが短く，より相乗的な効果が得られるので患者満足度も高くなる．

④上眼瞼形成術＋下眼瞼形成術

　従来まで眼瞼下垂症状は，上眼瞼に発症した何らかの開眼機能不全が原因とされ，こういった原因を解消すること，すなわち上眼瞼の治療のみでこの問題解決を図ってきた．上眼瞼下垂症の代表的なものは，ハードコンタクトレンズの長期装用による眼瞼挙筋腱膜と上眼瞼瞼板接合部の弛緩（機械性眼瞼下垂）である．
　この機械性眼瞼下垂症の改善は眼瞼挙筋前転術の適応であり，確実な改善効果の得られる優れた治療である．それ以外の開眼機能不全は先天性，腫瘍，重症筋無力症等があるがこれらは比較的稀である．残りは加齢に伴う上眼瞼皮膚弛緩性による偽眼瞼下垂症だが，これらの治療は上眼瞼形成術が行われていた．

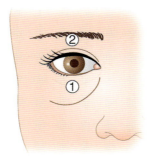

上眼瞼と下眼瞼のコンビネーション治療では必ず下眼瞼形成術①を先に行ってから，上眼瞼②を行う

■図3.33：上・下眼瞼コンビネーション治療の順序

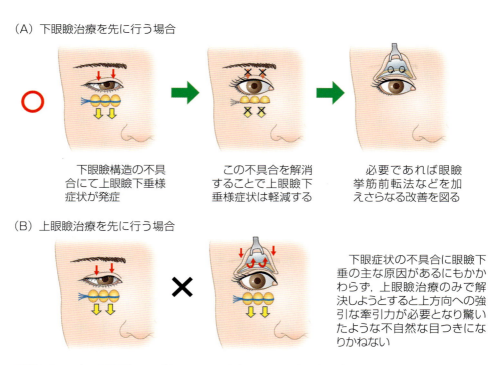

■図3.34：上・下眼瞼コンビネーション治療にて下眼瞼治療を先に行う理由

　だが多くの眼窩周囲治療経験を重ねるうちに，いわゆる下眼瞼のクマ，たるみなど，下眼瞼症状のある患者の多くに軽度の眼瞼下垂様症状を認めることが判明した．こういった患者の多くは，上眼瞼に眼瞼下垂をもたらす原因がなく，驚くべきことに下眼瞼形成術を行った後，眼瞼下垂用症状の改善例の多いことが判明した．すなわち下眼瞼構造の不具合が，下眼瞼のクマ，たるみなど下眼瞼症状のみならず，軽度の上眼瞼下垂症状をも引き起こすと考えられる．

　したがって下眼瞼症状を有していて，しかも眼瞼下垂様症状が同時に存在する場合は，まず最初に下眼瞼形成術を行い，その結果を見てから上眼瞼治療を行うか判断すべきである（図3.33（A））．

なぜなら，下眼瞼構造上の不具合が原因であるにもかかわらず，上眼瞼形成術でその問題の解決を図ろうとしても問題の根本的解決にならないので，治療結果が乏しい可能性がある．したがって下眼瞼症状に加えて，明らかな上眼瞼の開眼機能不全による眼瞼下垂症が併発している場合も，まずは下眼瞼形成術を行い，そこに存在する開眼不全要因を解消してから上眼瞼形成術を行う方が，より自然で良好な開眼効果が得られるのは言うまでもない．逆に，下眼瞼にある開眼不全の原因を，上眼瞼治療で得るには強引な牽引力が必要になり，眼瞼挙筋に過度の緊張がかかった結果，驚いたような不自然な目つき（startling eye）になる恐れも生じる（図3.34（B））．

＊参考文献

1) Cho IC1, Kang JH, Kim KK. Correcting upper eyelid retraction by means of pretarsal levator lengthening for complications following ptosis surgery. Plast Reconstr Surg. 2012 Jul；130（1）：73-81.
2) 仁木裕，市田正成，谷野隆三郎，保阪善昭．美容外科手術プラクティス．東京：文光堂，2000；54-59.
3) Bellinvia G1, Klinger F, Maione L, Bellinvia P. Upper lid blepharoplasty, eyebrow ptosis, and lateral hooding. Aesthet Surg J. 2013 Jan；33（1）：24-30.
4) Michael A, Callahan, M.D., F.A.C.S. and Crowell Beard. M.D., F.A.C.S.. PTOSIS Fourth Edition. Alabama, U.S.A. AESCULAPIUS PUBLISHING COMPANY 1998 May.
5) 一ノ瀬晃洋，杉本庸，杉本孝郎，田原真也．2．老人性眼瞼下垂に対する上眼瞼形成術　b）拡大眉毛下皮膚切開術　PEPARS．東京：全日本病院出版会，2009；No. 30：17-21.
6) 緒方寿夫　4. 下眼瞼形成術 b）結膜アプローチ　PEPARS．東京：全日本病院出版会，2009；No. 30：37-43.
7) 久保田潤一郎編著．若返り美容医療の実際．東京：永井書店，2004；217-223.
8) 仁木裕．市田正成，谷野隆三郎，保阪善昭．美容外科手術プラクティス．東京：文光堂，2000：75.
9) 久保隆之．経結膜的下眼瞼形成術の治療成績．日本美容外科学会雑誌，2013；49巻2号：157-164.
10) Werner L, Mang. Manual of Aesthetic Surgery 1. 2002 Springer；157-189.
11) Hamra ST1. Arcus marginalis release and orbital fat preservation in midface rejuvenation. Plast Reconstr Surg. 1995 Aug；96（2）：354-62.
12) Shin YH, Hwang K. Cosmetic lateral canthoplasty. Aesthetic Plast Surg. 2004 Sep-Oct；28（5）：317-20.
13) Wayne F, Larrabee Jr., Kathleen H, Makielski. Jenifer L, Henderson. Surgical Anatomy of the Face. 2004 Lippincott Williams & Wilkins：143-144.
14) Okuda I1, Irimoto M, Nakajima Y, Sakai S, Hirata K, Shirakabe Y. Using multidetector row computed tomography to evaluate baggy eyelid. Aesthetic Plast Surg. 2012 Apr；36（2）：290-4.

PART 2

個別医療としての美容外科

第4章 Operative technique

4.1 眉毛下皮膚切開法

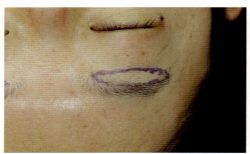
■写真1：眉下切開法のデザイン

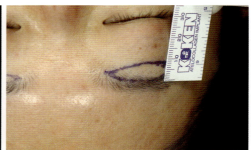
■写真2：眉下切開切除幅の計測

　座位で行ったマーキングデザインを元にピンセットで切除皮膚幅をつまみ，その切除量が適切かどうか再確認する．（写真1）
　この症例での皮膚切除幅は9mmであるが，通常眉毛下切開では7～10mm範囲で切除することが一般的である．（写真2）

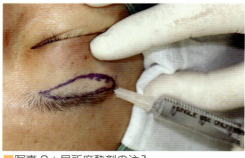
■写真3：局所麻酔剤の注入

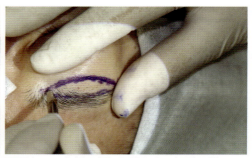
■写真4：内側下部切開線からの切除開始

　その際上位切開線は眉毛内にデザインするが，その方が傷跡が目立たない．また内側部位切除幅は外側よりやや狭めにすべきである．内側切除幅を大きく取ると，

ややつっぱったような印象を与えかねないためである．局所麻酔注入は，上眼瞼眉下外側から1％Eキシロカイン麻酔約3～6mlを緩徐に加えて，眉下切開デザイン部全体に浸透させる．（写真3）

切開は下部切開線から行うが，その理由は上部切開線から先に行うと，この部位に固定されていた皮膚付着部位が外れ皮膚が遊離し，下部切開を行う際困難なので，皮膚が固定されている状態で下部位から切開を開始すべきだからである．（写真4）

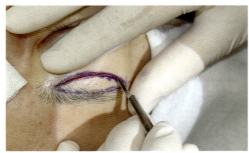
■写真5：頭側から下方に向けて斜め45°の角度にて切開

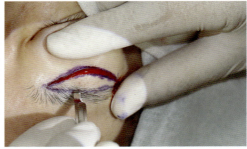
■写真6：眉下内での切開（毛包斜切開）

眉毛下切開は上下ともに上方から45°ほど傾斜をつけて斜め切開するが，その切開法は一般的に毛包斜切開と呼ばれる．（写真5）

毛包斜切開は，毛根損傷を最小限にし傷跡が出来るだけ目立たなくなるよう配慮するために行う．毛包斜切開は上部切開線でも同様に行う．（写真6）

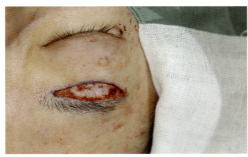
■写真7：皮膚切開と完全止血の確認

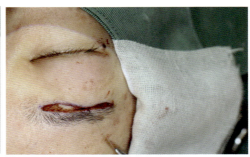
■写真8：6-OPDS糸による皮下縫合

次に眉下余剰皮膚を全層切除した後，バイポーラ鉗子にて確実に止血する．（写真7）

6-OPDS糸で内側から外側まで皮下縫合を加える．（写真8）

第4章　Operative technique

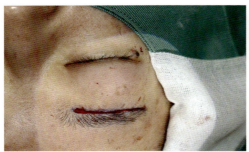
■写真9：皮下縫合終了時

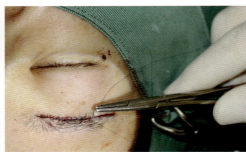
■写真10：7-0ナイロン糸による皮膚縫合

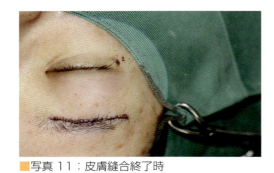
■写真11：皮膚縫合終了時

　上下皮膚を寄せ合わせる．（写真9）
　7-0ナイロン糸で皮膚縫合を加え治療を終了する．（写真10, 11）

4.2 二重瞼術　埋没法

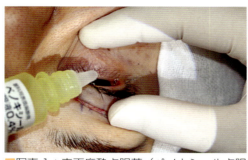
■写真1：表面麻酔点眼薬（ベノキシール点眼液0.4%）滴下

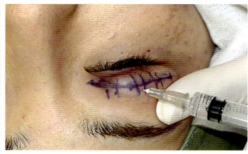
■写真2：皮膚面への局所麻酔注入

　本症例は皮膚切開法による上眼瞼形成術にて，皮膚切除後に二重埋没法（3箇所止め）を施行している．通常二重埋没法は皮膚切開を行わずに施行することが多いが，その手法はここで示されるものと全く同様である．上眼瞼結膜面に近く鈍麻を促すため表面麻酔点眼薬を眼内に数滴滴下する．（写真1）

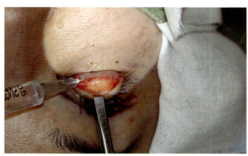
■写真3：結膜面への局所麻酔注入

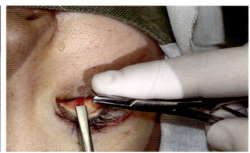
■写真4：上瞼反転位での針侵入

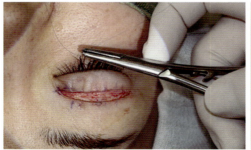
■写真5：結膜面から皮膚面への針貫通

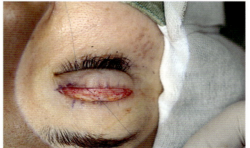
■写真6：結膜面から皮膚面へナイロン糸貫通

　次に上眼瞼皮膚表面および結膜面に局所麻酔剤を注入する．（写真2，3）
　丸針に7-0ナイロン糸をつけ，反転させた上眼瞼結膜面の瞼板眼瞼挙筋接合部から針を侵入させる（写真4）

上眼瞼を反転位から元に戻し，結膜面から針を皮膚面まで貫通させ，ナイロン糸を結膜面から皮膚面まで通す．（写真5，6）

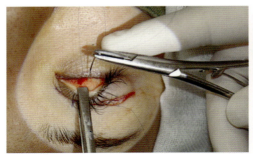
■写真7：結膜面の再反転

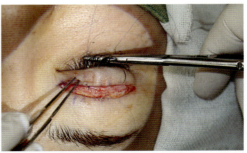
■写真8：結膜面から皮膚面へのナイロン糸再貫通

再度上眼瞼結膜を反転させ，同面より針糸皮膚外面に貫通させる（写真7，8）

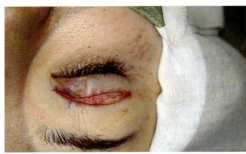
■写真9：結膜面にてループ状に固定されたナイロン糸の保持

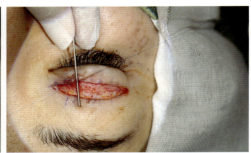
■写真10：ブジーを挟んだナイロン糸結紮

上眼瞼結膜面で折り返しループ状となった糸を緩みなく保持した後，ナイロン糸をブジーを挟んで4回ほど結紮する．ブジーを介す理由は糸を強く結紮し過ぎて腫れを遷延させたり，深い二重形成とならないようにするためである．（写真9，10）

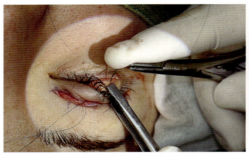
■写真11：上瞼外側部での埋没糸侵入

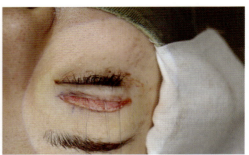
■写真12：上瞼内側，中央，外側3箇所での埋没法

埋没1針のみを加える場合は中央外側よりに1箇所のみ行う．2針の場合は内側・外側をやや中央寄りに加える．3針行う場合はこの症例の如く内側・中央・外側3箇所に同様の操作を加える．（写真11，12）

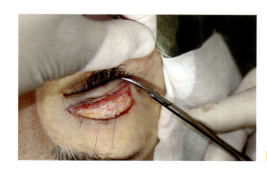
■写真13：余剰ナイロン糸の切除

　結紮後，余剰ナイロン糸を残さず切除して二重埋没法を終了する．（写真13）

4.3 上眼瞼下垂症挙筋前転法

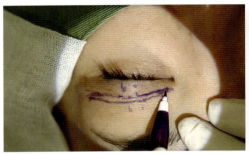
■写真1：上眼瞼（二重と余剰皮膚幅）のデザイン

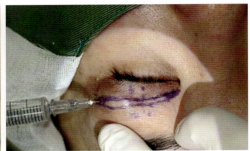
■写真2：目尻側からの局所麻酔注入

座位にてデザインされた二重ラインと上眼瞼余剰皮膚を再度正確にマーキングする．（写真1）

目尻側から緩徐に局所麻酔剤を注入し上瞼全体に浸透させる．（写真2）

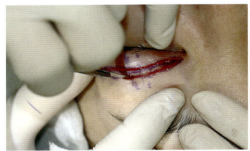
■写真3：デザインに沿った皮膚切除

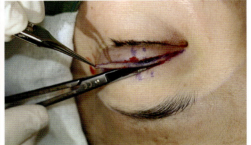
■写真4：剥離剪刀による余剰皮膚の切除

マーキングに沿って，15番メスにて正確に皮膚切開する．（写真3）

次に剥離剪刀を用いてこの余剰皮膚を切除する．（写真4）

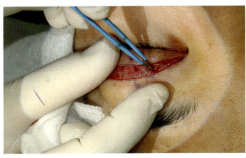
■写真5：バイポーラ鉗子による皮下層の止血

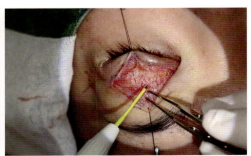
■写真6：ステイスーチャーによる術野の確保とラジオ波メスによる眼輪筋の切開

バイポーラ鉗子により切除された皮下層面の出血を入念に止血する．（写真5）
　上瞼上下両端にステイスーチャーをかけ術野を確保し，ラジオ波メスで眼輪筋を切離し，上眼窩隔膜に到達する．（写真6）

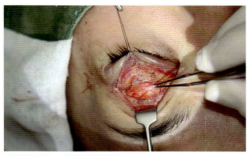
■写真7：上眼窩隔膜の同定

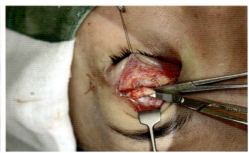
■写真8：上眼窩脂肪の把持と切除

　ラジオ波メスで上眼窩隔膜内を同定し，その内部に侵入すると上眼窩脂肪が出現する．（写真7）
　上眼窩脂肪をペアン鉗子で把持しながら余剰部位を適切に切除する．（写真8）

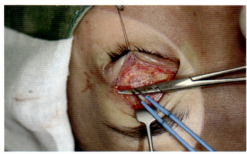
■写真9：上眼窩脂肪断橋部の止血

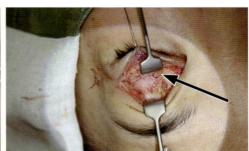
■写真10：デマル鉤による挙筋腱膜の固定

　切除された上眼窩脂肪断端部をバイポーラ鉗子で確実に止血する．（写真9）
　デマル鉤を用いて上眼窩脂肪を頭側によけると，その下部に眼瞼挙筋筋膜の筋繊維移行部が確認される．（写真10）

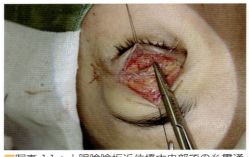
■写真11：上眼瞼瞼板近位縁中央部での糸貫通

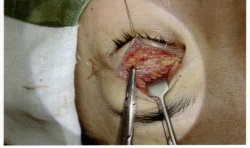
■写真12：同糸の挙筋腱膜への貫通

次に上眼瞼瞼板近位端を固定し，6-OPDS糸つき針でその中央部をすくう．（写真11）
眼瞼挙筋筋膜移行部に同糸をかける（写真12）

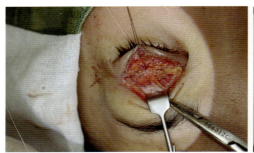
■写真13：瞼板近位端と挙筋腱膜の縫縮

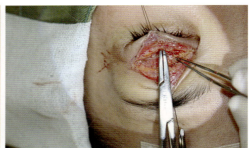
■写真14：上眼瞼瞼板近位端内側部と挙筋腱膜への貫通

瞼板と眼瞼挙筋筋膜移行部にかけた糸を結紮・縫縮する．この操作により眼瞼挙筋が前方移動する．（写真13）

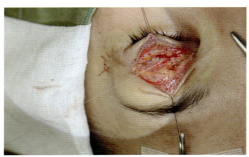
■写真15：同部位での縫縮

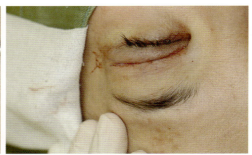
■写真16：正常閉眼の確認

同様の操作を上瞼の内側・外側部位にて3箇所行い，眼瞼挙筋全体を前方移動させる．（写真14，15）

頭尾側方向へのステイスーチャーを解放し，眼瞼挙筋前方移動終了後切開部位皮膚を合わせ，自然な状態で閉眼出来ることを確認する．この状態で開眼する場合は，

前方移動が過剰になされた可能性があり，場合によっては眼瞼挙筋・瞼板縫合を一度解放し，前方移動範囲を狭めた上で再縫合すべきである．（写真16）

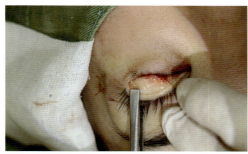 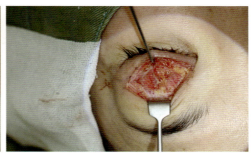

■写真17：上瞼反転による結膜面の確認　　■写真18：完全止血の再確認

　次に上眼瞼を反転させ，眼瞼挙筋前方移動で行った結紮による瞼板結膜面の不整像（凸凹）がないかを確認する．瞼板結膜面に不整像（凸凹）が出現すると，眼球角膜を刺激し，角膜炎を誘発することがある．瞼板結膜面に不整像（凸凹）を認めた場合は，やはり一度結紮を解放し，不整像（凸凹）が出現しないよう，再結紮を行うべきである．（写真17）

　皮膚縫合を行う前に，出血点がないことを再確認する．（写真18）

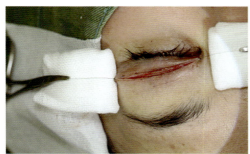 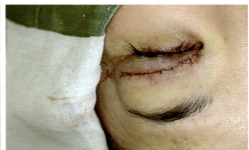

■写真19：水平方向へのステイスーチャー　　■写真20：皮膚縫合終了時

　次に水平方向にステイスーチャーを加え縫合部位の緊張維持を図る．このステイスーチャーにより皮膚縫合時，縫合面が揃いやすく，より良好な治癒が期待される．（写真19，20）

4.4 上眼瞼形成術

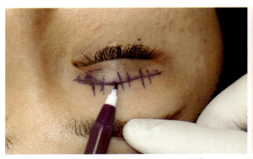
■写真1：上眼瞼二重切開ラインのデザイン

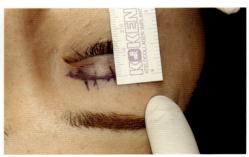
■写真2：二重幅の正確な計測

　仰臥位で眉毛を軽く上に持ち上げ，すでに座位で事前に行ったデザインを再確認しながら切開線を確定する．垂直に引いた短線は，糸を用いた二重埋没法のデザインである．（写真1）

　作成予定の二重幅やそのバランスを考慮しながら実際に定規でその幅を正確に計測し，左右差がないことも確認する．（写真2）

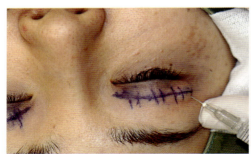
■写真3：局所麻酔剤の注入

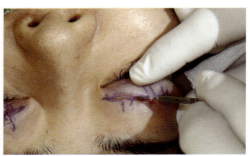
■写真4：皮膚切開

　上眼瞼外側部から局所麻酔注入を開始する（片側3〜6mℓ）．同部位には毛細血管が多いので，出来るだけ内出血させないよう，細心の注意を払いながら注入する．（写真3）

　15番メスにてデザインしたマーカー上を内側から外側に向けて，メス刃を垂直に保ちながら一気に加刀する．（写真4）

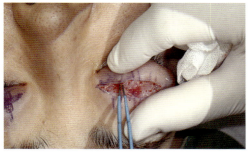
■写真5：バイポーラ鉗子による止血

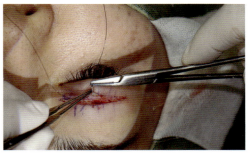
■写真6：ステイスーチャーの確保

　切開で露出した皮下眉毛細血管をバイポーラ鉗子で迅速に止血する．（写真5）
　上眼瞼侵入部位を頭尾側に展開するため，切開線の左右バランスの取れた中央位置に7-0ナイロン糸（ステイスーチャー）をかける．（写真6）

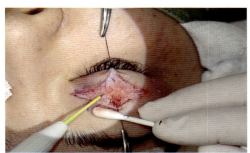
■写真7：眼輪筋切除

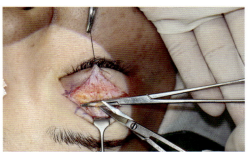
■写真8：眼窩隔膜の固定と切離

　上眼瞼展開糸をペアン鉗子で挟み固定し，広く安定した術野を確保した上で，ラジオ波メスで眼輪筋を切開する．（写真7）
　上眼窩隔膜（septum）に到達後，隔膜一部をペアン鉗子で挟み切離する．（写真8）

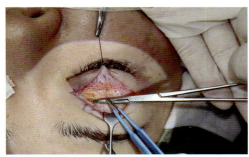
■写真9：眼窩隔膜の切断面の止血

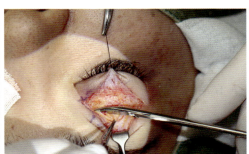
■写真10：眼窩隔膜の水平方向切除

　切離された眼窩隔膜（septum）断端をバイポーラ鉗子で止血し，無血視野を維持する．（写真9）

デマル鉤で上瞼皮膚を頭側に把持しながら，切離した隔膜を剪刀で左右に開ける．（写真10）

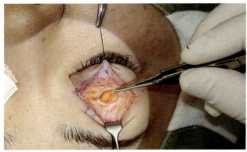
■写真11：上眼窩脂肪の把持

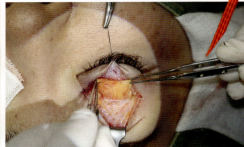
■写真12：上眼窩脂肪全体像の同定

　上眼窩隔膜内から逸脱した余剰眼窩脂肪を把持する．（写真11）
　眼窩隔壁内から左右に2層構造となった上眼窩脂肪を鑷子で情報に拳上し，その全体像を確認する．（写真12）

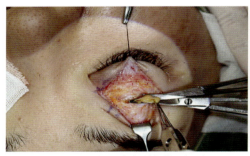
■写真13：上眼窩脂肪余剰部位の切除

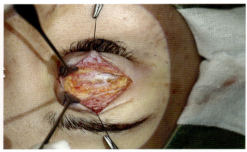
■写真14：上眼窩内の余剰脂肪の確認

　上眼窩脂肪が眼窩隔膜内から自然逸脱する余剰部位を適切に除去する．（写真13）
　上眼瞼の頭尾側・左右方向をデマル鉤で展開し，不必要な上眼窩脂肪の取り残しや出血がないことを確認する．（写真14）

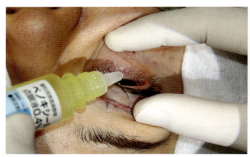
■写真15：点眼麻酔薬の滴下

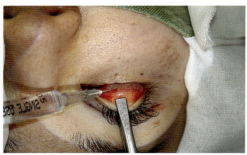
■写真16：結膜面への局所麻酔注入

二重埋没法を行う前に表面麻酔点眼液を滴下する．（写真15）
上眼瞼をピンセットで反転し，結膜面に局所麻酔剤を約1mlを注入する（写真16）

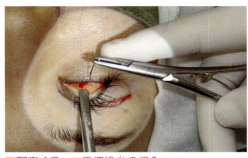
■写真17：二重埋没糸の侵入

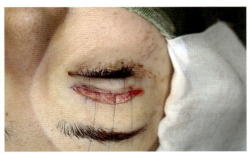
■写真18：埋没法の三箇所止め

上眼瞼瞼板境界部に7-0ナイロン糸をかけ，埋没法による二重形成術を行う．（写真17）
同様操作を上瞼内・中央・外側の3箇所に行う．（写真18）

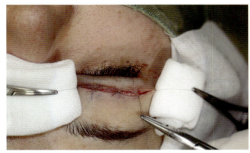
■写真19：ステイスーチャー下での皮膚縫合

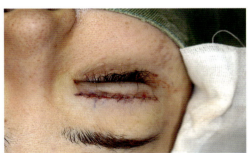
■写真20：治療終了時

上瞼両端にステイスーチャーをかけ，ペアン鉗子で左右側に緊張をかけながら7-0黒ナイロン糸で端端縫合するとよりきれいな創傷治癒となる（写真19）
皮膚縫合後キースーチャーをはずし，治癒を終了する．（写真20）

4.5 目頭切開術（内眼角形成術）

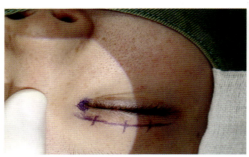
■写真1：鼻側に引いた際のデザイン

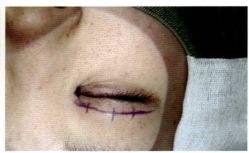
■写真2：緊張を緩めた際のデザイン

　内眼角形成術のデザインを行う際は内眼角を指で鼻側に軽い緊張力をかけながら行う．この操作により切開線は内眼角輪郭のやや内側に描かれる．（写真1）

　指を離し鼻側への緊張力を解放すると切開線は内眼角輪郭にほぼ一致し，治療後の切開線もほとんど目立たない．（写真2）

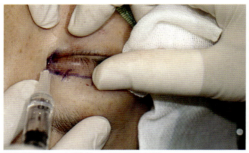
■写真3：内眼角への局所麻酔

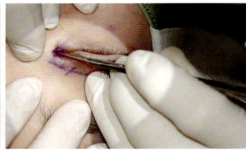
■写真4：内眼角の切開

　内眼角部位に1％Eキシロカイン局所麻酔剤を約0.5〜1.0mlほど注入する．局所麻酔剤はやや多めに注入し，切開部位を膨隆させるとより切開しやすくなる．（写真3）

　同部位を助手に斜め上下方向に引っ張らせ，緊張を加えながらデザインに沿ってまず最初に水平切開する．（写真4）

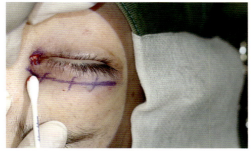
■写真5：内側，上下斜め方向の切開

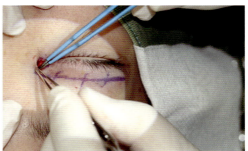
■写真6：皮下剥離と止血

　次に斜め上・下方切開を加えた後，鼻側方向への緊張を加えると，3角形の侵入口が形成され，その中に白色の皮下組織が確認される．（写真5）
　剥離線でこの侵入口から皮下剥離を行い，出血を伴う際はバイポーラ鉗子にて随時止血する．（写真6）

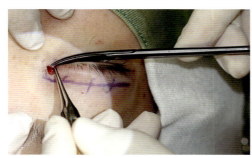
■写真7：上下内眼角襞の切除

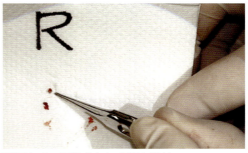
■写真8：切除された内眼角襞片

　あらかじめデザインされた線に沿って上下内眼角襞を切除する．（写真7）
　切除された皮膚は約2㎟の小切片状が上下からそれぞれ一片ずつ得られる．（写真8）

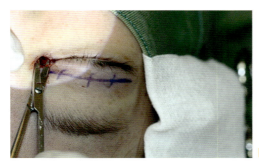
■写真9：内眼角皮下の拡張

　内眼角襞皮下に走る繊維性組織を剥離剪刀で剥離し，さらに内眼角拡張を図る．（写真9）

第4章 Operative technique

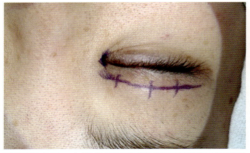
■写真10：内眼角襞切開後の皮膚緊張の緩和（切開前）

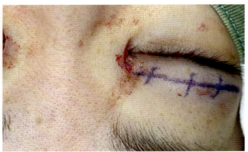
■写真11：内眼角襞切開後の皮膚緊張の緩和（切開後）

目頭切開前と切開後を比較すると内眼角皮膚の緊張が緩和されたことが示される（写真10, 11）

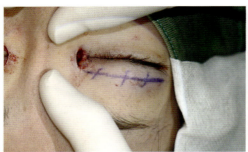
■写真12：内眼角皮下組織の確認

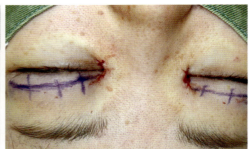
■写真13：左右肉眼角剝離後の左右バランス確認

内眼角ひだを切除した後，目頭を内側に引っ張ると，拡張された半円状の侵入口が形成され，皮下に存在した内眼角襞皮下の繊維状組織が適切に除去されたことを確かめる．（写真12）

右内眼角皮下剝離および内眼角襞切除を終えた時点で左内眼角に同様操作を行い，ほぼ左右対称であることを確認する．（写真13）

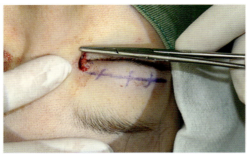
■写真14：肉眼角耳側の縫合糸貫通

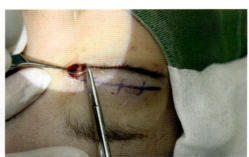
■写真15：肉眼角鼻側の縫合糸貫通

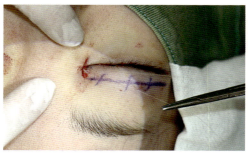 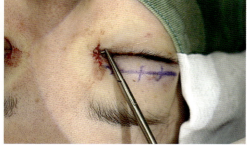

■写真16：皮下縫合糸の結紮　　　　　　■写真17：皮膚縫合

　内眼角開口部では水平方向に走る白味を帯びた内眼角靱帯を認めるが，この靱帯と平行に耳側皮下組織にかけた 6-0 PDS 吸収糸を鼻側皮下組織に通し結紮縫合する．（写真 14 〜 16）
　内眼角開口部の上斜め，横，下斜め方向の 3 箇所を皮膚縫合して治療を終了する．（写真 17）

4.6 経結膜的下眼瞼形成術

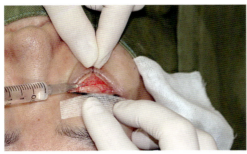
■写真1：下眼瞼を反転させ局所麻酔注入

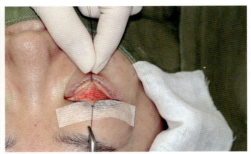
■写真2：下眼瞼頭尾側両端へのステイスーチャー

　7-0黒ナイロンで右下眼瞼瞼板下端粘膜に糸をかけ，同部位を反転させる．上眼瞼睫毛が長い場合や，いわゆる"エクステンション（睫毛）"をしている場合は手技の邪魔になるため3Mテープで"エクステンション"を上反転固定し，術野を確保する．27～30ゲージ針にて下眼瞼皮下に3～6mlの局所麻酔(1%Eキシロカイン，アドレナリン10万倍）を注入する．（写真1）

　右下眼瞼下端（fonix, 円蓋部）に7-0黒ナイロンによるステイスーチャーをかけ，術野を最大限に確保する（写真2）

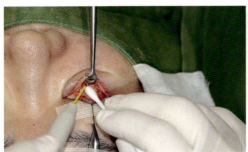
■写真3：ラジオ波メスを用いた結膜面侵入

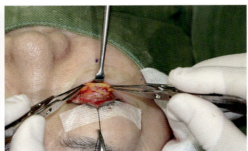
■写真4：下眼窩隔膜の把持

　同部位に高周波数（ラジオ波）電極針（エレマン社製）で侵入する．下眼瞼瞼板を筋鉤（retractor）で把持しながら綿棒で下眼窩隔膜（septum）を下に圧拝し，前隔壁を下位に残しながら展開する（隔壁前アプローチ）．（写真3）

　下眼窩隔壁直下から出現した下眼窩脂肪内側部と中央部をピンセットで把持しながら広げ，その範囲と余剰脂肪量を予測する（写真4）

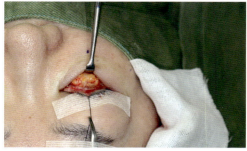
■写真5：下眼窩隔膜切離後の下眼窩脂肪逸脱

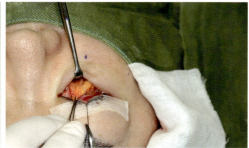
■写真6：下眼窩脂肪切除範囲の同定

　隔壁を切除すると余剰下眼窩脂肪が自然に逸脱する．この自然に逸脱した下眼窩余剰脂肪が目の下のたるみ（baggy eyelid）の原因である．（写真5）
　下眼窩脂肪内側部位をピンセットで把持しながら上方に引き出しながら，切除範囲を同定する．（写真6）

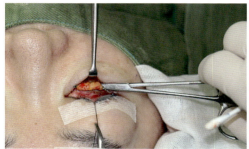
■写真7：余剰下眼窩脂肪の把持

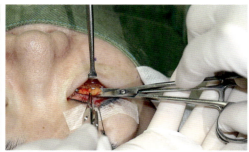
■写真8：余剰下眼窩脂肪の切除

　同定された余剰下眼窩脂肪をペアン鉗子にて把持する．把持方向は下眼窩脂肪に対して確実に垂直であることを留意する．垂直に把持できれば，左右均等に除去出来るので，凹み等の治療に伴うトラブルを回避できる．（写真7）
　ペアン鉗子で把持した余剰下眼窩脂肪内側部と中央部を鑷子（せっし）で切除する．（写真8）

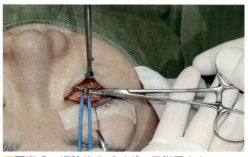
■写真9：切除後のバイポーラ鉗子止血

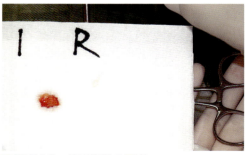
■写真10：摘出脂肪の同定

パイポーラ鉗子にて切除部位を確実に焼灼，止血する．（写真9）
切除された右下眼窩脂肪内側，中央部の一部．（写真10）

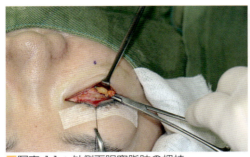
■写真11：外側下眼窩脂肪の把持

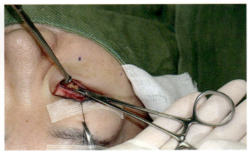
■写真12：外側下眼窩脂肪のトリミング

　同様に下眼窩脂肪外側部を同定した上で上方に引き出し，ペアン鉗子にて把持し，切除する．（写真11）
　下眼窩脂肪外側部の切除後，再び内側部を展開し，左右上下のバランスを考慮しながら，余剰部位を少量ずつ丁寧に除去（トリミング）する．（写真12）

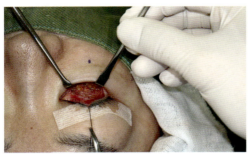
■写真13：下眼窩内平坦化の確認

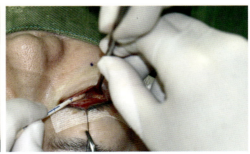
■写真14：下眼窩深部の出血確認

　トリミング終了後筋鉤で下眼窩を左右尾側方向に展開すると，余剰下眼窩脂肪が切除され平坦化されている．余剰下眼窩脂肪除去は同脂肪位置が下眼窩縁（arcus marginalis）と同じ高さになるように調節すると，立位で下眼窩直下の頬骨面と同位置となり凹みが確実に回避される．（写真13）
　下眼窩外側深部は眼窩底から下眼窩脂肪に侵入する動静脈があり，下眼窩脂肪を引き出す際に裂傷を来たし，治療後に予想外の内出血を伴うことがある．治療を終える前に綿棒等で残存下眼窩脂肪を下方に圧排しながら，眼窩底部から下眼窩脂肪に侵入する動静脈からの出血の有無を確認する．出血がある場合はバイポーラ鉗子にて確実に止血する．（写真14）

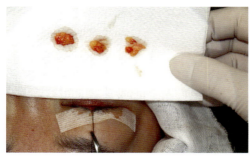
■写真15：摘出された下眼窩脂肪の確認

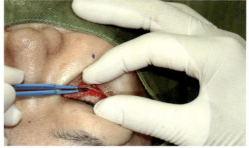
■写真16：結膜面侵入部の止血

摘出された余剰下眼窩脂肪内側，中央，外側部．（写真15）
治療終了前に下眼瞼粘膜侵入部位毛細血管断端部をバイポーラ鉗子で止血する．
（写真16）

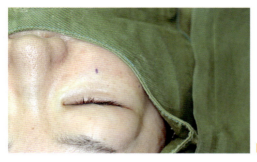
■写真17：正常下眼瞼位置での確認と治療終了

　治療直後の反転していた下眼瞼を戻し，外表面を確認する．下眼瞼睫毛直下の眼輪筋部がやや膨隆しているが，これは局所麻酔薬による腫れによるもので，この膨隆は比較的すみやかに解消される．眼窩内皮膚表面は，局所麻酔薬に含まれた血管収縮剤の効果で皮膚毛細血管が収縮し白味を帯びている．この皮膚白色変化は治療後1～2時間程度で局所麻酔薬の効果の消退とともに回復する．また皮膚表面につけられた点状青色マーカーは，下眼窩脂肪内側・中央部と外側部の境界位置を示すものである．なお，このマーカー（境界）位置は，眼裂の中央とほぼ一致する．（写真17）

4.7 下眼瞼下制術

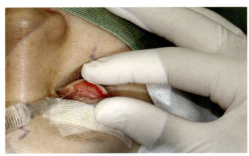

■写真1：下眼瞼結膜面への局所麻酔注入

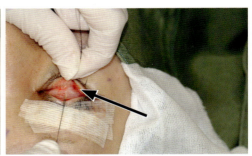

■写真2：頭尾側両方向へのステイスーチャー

　下眼瞼粘膜面に局所麻酔剤を注入する．(3〜6ml)（写真1）

　経結膜的下眼瞼形成術（目の下のたるみ治療）と同様にステイスーチャーをかけ，下眼瞼粘膜面を頭尾側方向に展開する．この症例では約10カ月前に目の下のたるみ治療を行っているので，その治療による白状瘢痕の残存（矢印）を認める．（写真2）

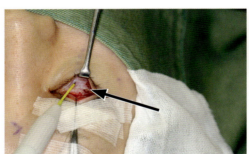

■写真3：ラジオ波メスによる剥離

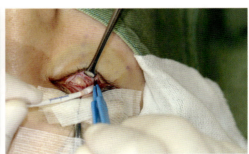

■写真4：下眼窩の剥離

　経結膜的下眼瞼形成術と同様に，RF電極にて下眼瞼眼輪筋下で剥離を進める．粘膜内にも過去治療による白状瘢痕を認める．（矢印）（写真3）

　下眼窩内にて上下左右，頭尾側方向を十分に剥離したことを確認する．同時にバイポーラ鉗子で確実な止血を行う．（写真4）

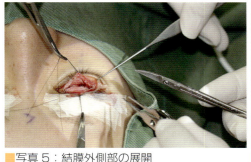
■写真5：結膜外側部の展開

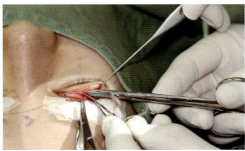
■写真6：外側 lower retractor の切離

単鉤を下眼瞼瞼板にかけ，同部位を外側尾側方向に引く．次に下眼瞼粘膜遠位端にかけたステイスーチャーを上方向に引き上げ，切離粘膜を展開，同定する．（写真5）

下眼瞼をやや下げたれ目傾向とするため，下眼瞼粘膜遠位端外側部を3mmほど切除する．（写真6）

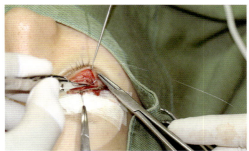
■写真7：lower retractor 近位端への結紮糸貫通

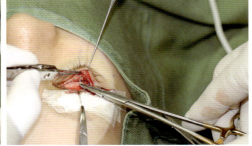
■写真8：lower retractor の結紮

下眼瞼粘膜近位端内面に5-0 PDS糸をかける．（写真7）
次に遠位端に糸をかけ相方を結紮する．（写真8）

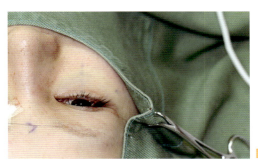
■写真9：外側下眼瞼の下制状態の確認

この時点で開眼させ，たれ目（下制）具合を確認し，その感じを見ながら必要であれば1針目の内側もしくは外側に追加縫合を加えて治療を終了する．（写真9）

4.8 下眼瞼除皺術（経皮的下眼瞼形成術）

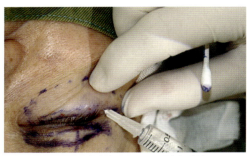
■写真1：下眼瞼皮膚面への局所麻酔注入

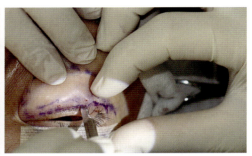
■写真2：下眼瞼睫毛下の皮膚切開

　下眼瞼睫毛直下切開線と下眼窩下縁をマーカーでデザイン後，出来るだけ内出血を避けるよう，注意しながら下眼瞼皮膚及び皮下組織内に局所麻酔剤を注入する．（写真1）

　下眼瞼睫毛直下のデザインに沿って15番メスで皮膚切開を加える．（写真2）

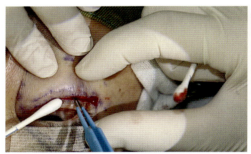
■写真3：切開創の止血

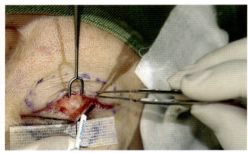
■写真4：極小ラジオ波メスによる皮下層切開

　下眼瞼皮膚は大変出血しやすいので，皮膚切開後は直ちにバイポーラ鉗子にて止血操作を行う．（写真3）

　極小エンパイヤニードル高周波ラジオ波メスにて眼輪筋を切除するが，その際もバイポーラ鉗子にて確実な止血操作を繰り返す．（写真4）

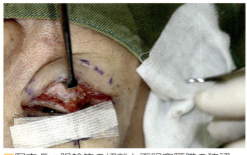
■写真5：眼輪筋の切離と下眼窩隔膜の確認

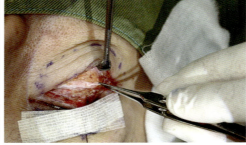
■写真6：rockwood靭帯の確認

　眼輪筋を切離し，筋鉤で下眼瞼皮弁を尾側に引くと，眼窩隔膜が出現する．（写真5）

　また，同部位を下眼瞼外側方向を展開すると，白い色調を帯びたrockwood靭帯が確認できる．（写真6）

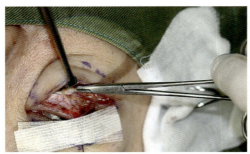
■写真7：眼窩隔膜下脂肪層の把持

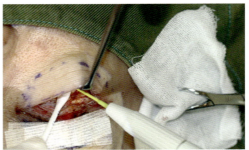
■写真8：下眼窩のラジオ波メスによる剥離

　筋鉤で下眼瞼皮膚遠位端を尾側に引きながら，上記下眼窩内展開操作後に出現した下眼窩余剰脂肪を適切に切除する．（写真7）

　ラジオ波メスで，皮膚にデザインされた下眼窩縁（arcus marginalis）まで眼輪筋下にて広汎な剥離操作を行う．（写真8）

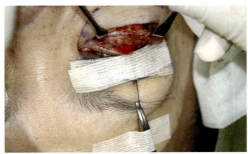
■写真9：下眼窩内平坦化の確認

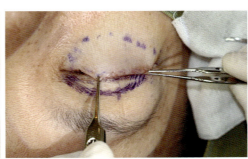
■写真10：余剰下眼瞼皮膚の確認

余剰下眼窩脂肪除去と眼輪筋下での下眼瞼皮弁剥離操作が終了した時点で，筋鉤にて下眼窩脂肪層レベルが平坦・均一化されたこと完全に止血されたことを確認する．また下眼窩縁靭帯が均一に緩められたことも確認する．（写真9）

その結果下眼瞼皮膚の可動性が増し，ピンセットで下眼瞼皮膚遠位端を頭側に引っ張ると，余剰皮膚がどの程度か確認できる．（写真10）

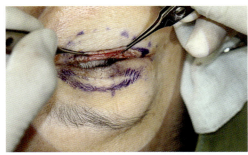 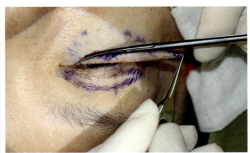

■写真11：余剰下眼瞼皮膚の切除幅確認　　■写真12：余剰下眼瞼皮膚の切除

座位で開口・上方注視させながら皮膚切除幅を決定したデザインと，仰臥位にて実際に得られた余剰皮膚幅を比較検討することで，下眼瞼外反を確実に回避する控えめな皮膚切除幅を決定する．（写真11）

このデザインに沿って皮膚切除を行う．その際は切除皮膚遠位端をピンセットで引っ張り，程度緊張を加えながら行うと精密な切開が可能となる．（写真12）

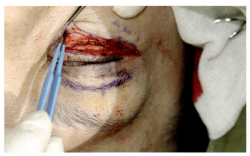 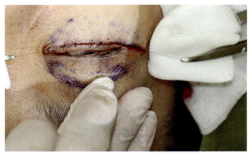

■写真13：皮膚切除端の止血　　■写真14：頭尾側両方向のステイスーチャー

皮膚切除を行うと下眼瞼眼輪筋断端から著しい出血を伴うことがあるので，バイポーラ鉗子にて入念に止血操作を繰り返す．（写真13）

下眼瞼皮膚切開線両側にステイスーチャーによる緊張を加える．（写真14）

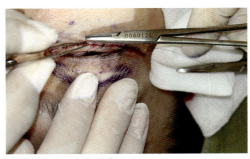 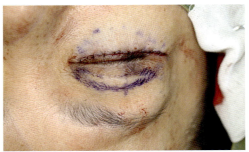

■写真 15：皮膚縫合　　　　　　　　　■写真 16：治療終了時

7-0 黒ナイロン糸で端端縫合を行う．（写真 15）
確実な止血と比較的腫れの少ない状態で治療を終了する．（写真 16）

4.9 目尻切開術（外眼角形成術）

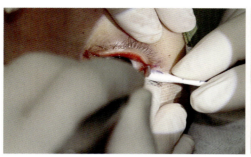
■写真1：目尻の皮膚切開

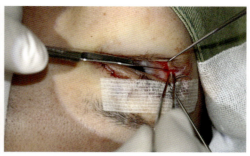
■写真2：目尻結膜面の切開

　治療前にデザインしたマーカーに沿って目尻皮膚を外側横方向に約3〜4mm切開する．（写真1）

　単鉤で目尻結膜側を反転させ，目尻結膜面を約2mm程度切開する．（写真2）

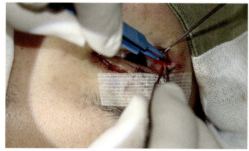
■写真3：バイポーラー鉗子による完全止血

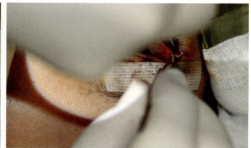
■写真4：目尻外側靭帯の解離

　結膜面切開口部は出血しやすいので，バイポーラ鉗子にて確実に止血する．（写真3）

　目尻開口部に剥離剪刀を侵入させ，目尻の外側靭帯を解離した後，止血する．（写真4）

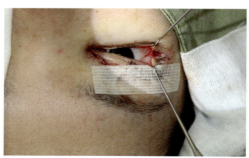
■写真5：止血の確認

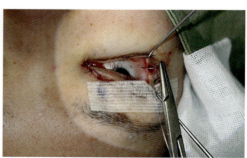
■写真6：目尻皮膚と結膜面の縫合糸貫通

その後目尻を単鈎で上下斜め方向に引っ張りながら，完全止血を確認する．また目尻の靭帯が弛緩した結果，目尻が展開されたことがわかる．（写真5）
　目尻皮膚と結膜を水平方向に縫合針を貫通させる．（写真6）

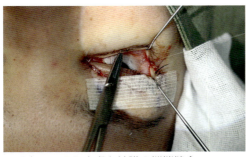
■写真7：目尻皮膚と結膜の端端縫合

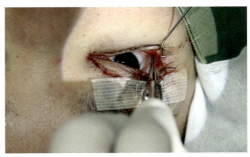
■写真8：目尻斜め上方・下方での縫合

　目尻皮膚と結膜を端端縫合する（写真7）
　同様に目尻斜め下で皮膚側と結膜側を端端縫合する．（写真8）

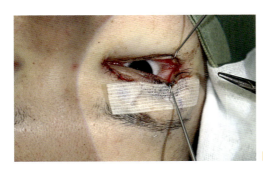
■写真9：目尻縫合の終了

　さらに目尻斜め上で同様操作を行い治療を終了する．（写真9）

第5章
Case Report
上・下眼瞼のアイデザイン

■ 症例-1　下眼瞼のたるみ（男性61歳）

● 経過

　数十年来，目の下のたるみ症状に悩まされていた症例である．以前から外科的治療に興味を持たれていたようで，幾つかのクリニックで「皮膚切開法」を勧められていた．しかし，「皮膚切開法」は傷跡残存などの後遺症の可能性があり，手術に踏み切れなかったところ，当クリニックで行っている「皮膚切開なし」の治療を知り，受診された．

● 診察

　治療前の写真1.1, 1.2のように，典型的な目の下のたるみ症状が認められる．症状はやや右＞左である．

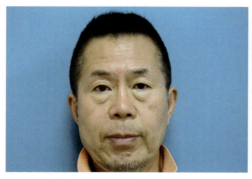
■写真1.1：治療前正面

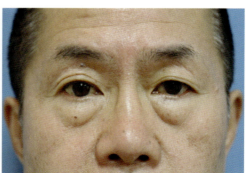
■写真1.2：治療前正面拡大

● 治療方針

　患者は61歳とやや高齢だが，「皮膚切開」を行わなくても十分良好な結果が得られると判断し，目の裏側からアプローチする当クリニック独自の「経結膜的下眼瞼形成術」を行うことにした．

●治療後の評価

　治療直後の写真1.3，1.4を観察すると，局所麻酔の影響で若干開眼がしづらそうであるが，この症状は治療後数時間で解消される．また，腫れの状態は了解可能範囲内に収まっている．

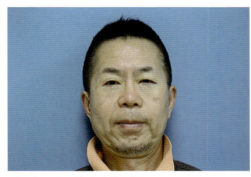
■写真1.3：治療直後正面

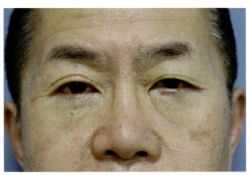
■写真1.4：治療直後正面拡大

　治療翌日の写真1.5，1.6では，右＞左の下眼瞼腫脹を認められる．左下眼瞼目尻部にやや紅潮を伴っている．治療2日目の写真1.7，1.8を観察すると，治療翌日に認められた腫脹はすでに解消しつつある．

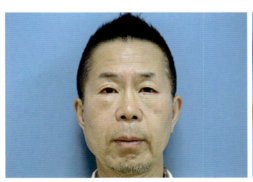
■写真1.5：治療翌日正面

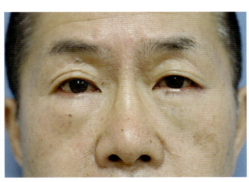
■写真1.6：治療翌日正面拡大

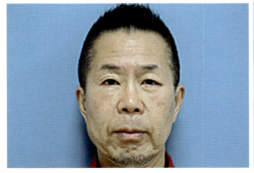
■写真1.7：治療2日目正面

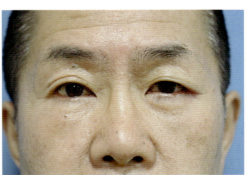
■写真1.8：治療2日目正面拡大

治療1週間後の写真1.9, 1.10をよく観察すると, 下眼瞼皮膚部の腫れは解消されたにもかかわらず, 眼直下の眼輪筋部腫脹が依然存続している. そのため左目の下に見られる"凹み"症状が一時的に認められる. この現象は治療7〜14日後最大とし, 治療1カ月後より次第に解消され, 下眼瞼は平坦化することが一般的である. またこの時期目の下にちりめんじわと呼ばれる小じわも出現している.

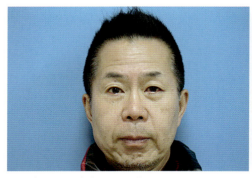
■写真1.9：治療1週間後正面

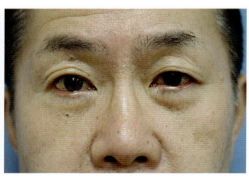
■写真1.10：治療1週間後正面拡大

治療1カ月後の写真1.11, 1.12を観察すると, 予想通り下眼瞼は平坦化した. しかし, 眼輪筋部の腫れと小じわは, 依然残存している. 治療4カ月後の写真1.13, 1.14を見ると, 治療前に認められた目の下のたるみ症状はほぼ解消されたが, まだ完全

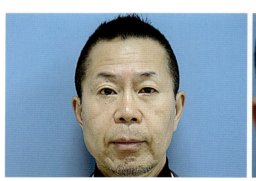
■写真1.11：治療1カ月後目正面

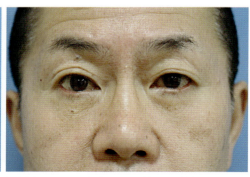
■写真1.12：治療1カ月後正面拡大

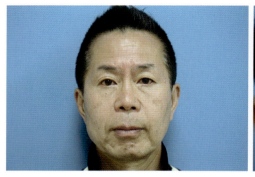
■写真1.13：治療4カ月後正面

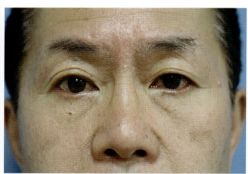
■写真1.14：治療4カ月後正面拡大

回復とは言えない状態が継続している.

治療 10 カ月後の写真 1.15, 1.16 を観察すると, 治療 1〜4 カ月後に認められたちりめんじわは消失した. それはこの治療から回復する際にさまざまな組織再生因子が放出され, 小じわを含めた老化兆候が修復されるためである.

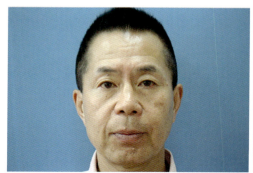
■写真 1.15：治療 10 カ月後正面

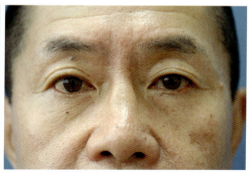
■写真 1.16：治療 10 カ月後正面拡大

最終治療結果は, 右下眼瞼に軽度たるみ症状が残存している. この症状は再治療を行わない限り残存しているが, 本人は今回得られた結果に満足しているので, 今後に再治療を行わないことになっている.

この症例からわかるように, 最終治療結果が得られるまで約 10 カ月と予想以上に長期間が必要であるが, 体内から放出される組織再生因子の働きにより, 「自然治癒」が得られる場合がほとんどである. 特に高年齢の場合は, 治療結果が得られるまで, 長期経過が必要となることが多いため, その期間はあせらずにメイクアップ等を利用しながら, 最終結果を待つことが賢明である.

この症例の特徴は目の下のたるみが強く, 従来までの場合は「下眼瞼切開法」の適応となる症例である. しかし, 患者さんが皮膚切開することなしに治療をすることを強く希望されたため, 「経結膜的下眼瞼形成術」を行い, それによって上記のような良好な経過が得られた.

"高年齢でたるみが強い" この症例は, 「皮膚切開法を行わなければ, 解決に至らない」とか, 「皮膚を切らないで治療を行うと, 余った皮膚が弛緩して結果が思わしくない」といったの従来までの定説を覆したといってよいだろう. 「皮膚切開」をしなくとも, 十分良好な結果が得られるという貴重な症例である.

症例-2　下眼瞼のクマ（男性32歳）

●経過

　目の下のクマが気になって来院された患者で，その際はカウンセリングのみを行い，治療には至らなかった．治療に対して慎重な姿勢を示し，これまでに20院程の美容外科クリニックを廻りカウンセリングを受けたとのことだった．当院でも二度目のカウンセリングを行い，その結果最終的に治療を行う決断に至ることになった．

●診察

　写真2.1，2.2の如く，この患者さんの場合は典型的な目の下のクマが認められる．下眼瞼にクマを目立たせる構造状問題があり，その影響で上眼瞼もやや下垂気味である．

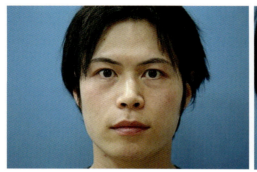

■写真2.1：治療前正面　　　　　　　　　■写真2.2：治療前正面拡大

●治療方針

　典型的な目の下のクマ症例で，経結膜的下眼瞼形成術にて下眼窩脂肪を軽減しながら下眼瞼皮膚を平坦化させて症状の改善を図ることになった．

●治療後の評価

　治療直後の写真2.3，2.4を見ると，局所麻酔剤の影響で眼周囲が白く見えるが，この状態は治療後1〜2時間程度で解消される．
　治療翌日の写真2.5，2.6を見ると，やや眼内充血を認めるが，下眼瞼の腫れは最小限度で内出血等も認められない．
　治療1週間後の写真2.7，2.8を見ると，眼輪筋（いわゆる"涙袋"）が腫脹している．眼輪筋のむくみ（腫れ）はこの治療に伴う典型的な症状で，この影響により目の下が一時的に凹んだように見えることがある．この症状は治療後10日目あたりか

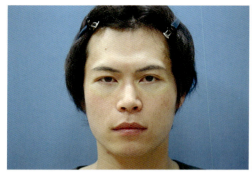
■写真2.3：治療直後正面

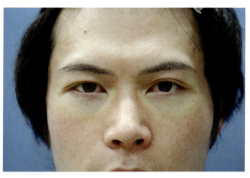
■写真2.4：治療直後正面拡大

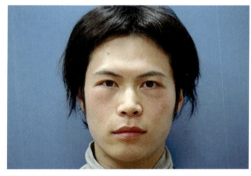
■写真2.5：治療翌日正面

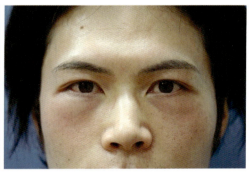
■写真2.6：治療翌日正面拡大

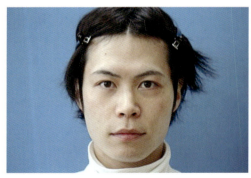
■写真2.7：治療1週間後正面

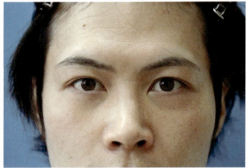
■写真2.8：治療1週間後正面拡大

ら認められ，患者の中には不安を抱くケースも希に見られるが，しかしこの場合はあくまで一時的状態であり，眼輪筋の腫れが収束する治療後3～4週間後に，確実に解消される．

治療4カ月後の写真2.9，2.10を観察すると，治療1週間後に認められた眼輪筋の腫れは完全に解消され，良好な結果が得られた．

本症例では下眼窩余剰脂肪はほとんど摘出されなかったが，治療結果は除去脂肪量の大小はほとんど関係なく，当院で確立された治療手技によって下眼瞼構造の適正化を図ることが何よりも重要である．

これまで，このように慎重なタイプの患者たちは，切開による「傷跡のリスク」に不安を感じて治療に踏み切れないことが多かった．また，このケースで比較的若年層のため，たるみ要素が少なく美容外科的治療で解決可能か不明だったという点もある．

　この治療は，目の下のクマを強調する下眼瞼構造の改変を行い，下眼瞼皮膚自体の挙上を図った結果，大幅に症状が改善したという画期的症例である．

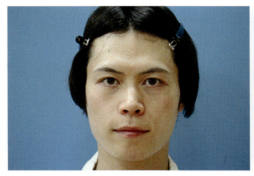 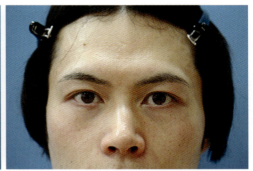

■写真2.9：治療4カ月後目正面　　■写真2.10：治療4カ月後正面拡大

症例 –3　下眼瞼のクマと上眼瞼下垂（女性 51 歳）

●経過

　眼瞼下垂の相談で来院された女性である．「近視のため長年ハードコンタクトレンズを装用し，40 代前半から次第に眼瞼下垂症状が出現した」と言う．写真 3.1，3.2 の如く上瞼下垂や二重の乱れ，上眼瞼の凹みなど，眼瞼下垂症状に伴う典型的症状が認められる．

　本人の話では「下眼瞼のクマも気になる」ということだったが，目の下のクマは軽度で〈相対的適応〉であった．

　そのため，アイデザイン・コンセプトによる下眼瞼治療によって得られる開眼（眼瞼下垂症状改善）効果を得てから，「眼瞼下垂治療」を二期的に行う予定とし，最初に「下眼瞼形成術」を行っていくことにした．

　この治療により，眼瞼下垂症を引き起こしていたと思われる下眼瞼構造の不具合は改善され，眼瞼下垂症が改善された．また，下眼瞼のクマも同様に解消傾向が得られた．

　このケースは，上眼瞼下垂症状があくまで表現形であり，その根本的原因は下眼瞼構造の不具合にあった，ということがわかる典型的な症例である．

●診察

　20 年以上前から下眼瞼のクマ症状が出現し始めたと言う．その頃から，目の開きが悪くなる，いわゆる"眼瞼下垂症状"が悪化し始めたとのことで，これらの症状の改善を求めて当クリニックに来院された．なお，患者は，近視のため長年（30 年以上）ハードコンタクトレンズを装用していた．

　写真 3.1，3.2 の如く軽度の下眼瞼のクマが認められる．その症状は右＜左．また中等度の眼瞼下垂症状もあり，その程度は同様に右＜左．左上眼瞼には陥没症状を

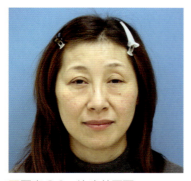
■写真 3.1：治療前正面

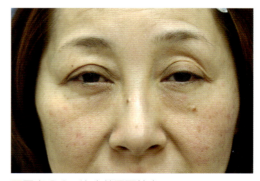
■写真 3.2：治療前正面拡大

認められるが，これは長期間，ハードコンタクトレンズを装用したことによる挙筋・腱板接合部の弛緩が原因と思われる．

●治療方針

目の下のクマと眼瞼下垂改善のための治療を行うことになった．治療の順番は，目の下のクマ改善のための下眼瞼形成術を最初に行った．その理由は眼瞼下垂症状の要因として，下眼瞼の不具合が少なからず関与しているためである．

つまり，下眼瞼形成術にてこの不具合を解消することで，ある程度眼瞼下垂症状が改善することが予想される．そして，その改善具合を見極めてから，上眼瞼アプローチによる眼瞼下垂改善治療を行う方が，より良好で自然な結果が得られる可能性が高いと判断された．

●治療後の評価

経結膜的下眼瞼形成術直後の写真3.3, 3.4を観察すると，腫れはほとんどない．

治療翌日の写真3.5, 3.6を見ると軽度の赤みを伴うものの，腫れは了解可能範囲内である．

治療1週間後の写真3.7, 3.8を見ると眼輪筋部（いわゆる"涙袋"）が依然腫脹しているため，目の下がやや深く見えるが，これは一時的な症状である．

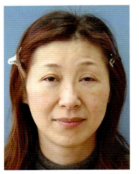
■写真3.3：治療直後正面

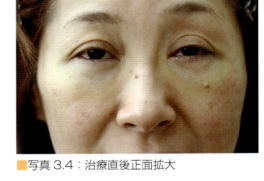
■写真3.4：治療直後正面拡大

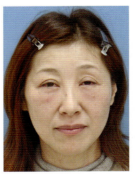
■写真3.5：治療翌日正面

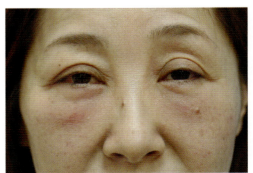
■写真3.6：治療翌日正面拡大

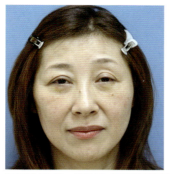
■写真3.7：治療1週間後正面

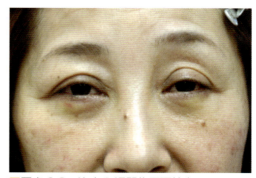
■写真3.8：治療1週間後正面拡大

　治療2週間後の写真3.9，3.10を見ると，治療1週間後に出現した症状はほぼ解消され，良好な結果が得られ始めている．また眼瞼下垂症状や，左上眼瞼の凹み症状もある程度改善したことがわかる．

　治療1カ月後の写真3.11，3.12を観察すると治療前に認められた症状はほぼ解消された．さらにその改善効果は10～12カ月後まで期待される．

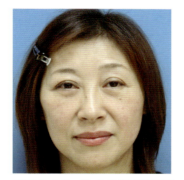
■写真3.9：治療2週間後正面

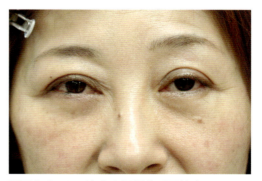
■写真3.10：治療2週間後正面拡大

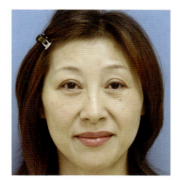
■写真3.11：治療1カ月後正面

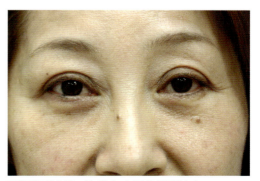
■写真3.12：治療1カ月後正面拡大

症例-4　下眼瞼のクマと右上眼瞼二重埋没法（女性26歳）

●経過

来院された症例．数年前より下眼瞼のクマ，たるみが気になり出したとのこと．

●診察

症状を見ると軽度の下眼瞼のクマが存在していた．右上瞼が左に比べるとやや二重幅が狭いことがわかる．治療前の写真4.1，4.2の如く，軽度の下眼瞼のクマが認められる．この治療は，下眼瞼のクマ解消のための下眼瞼形成術および右上眼瞼二重埋没法を行うこととなった．

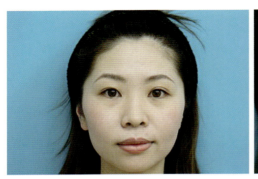
■写真4.1：治療前正面

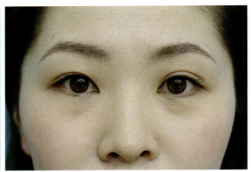
■写真4.2：治療前正面拡大

●治療方針

この患者の場合は，年齢が若く症状は軽度であるが，将来の予防的な意味も含め，経結膜的下眼瞼形成術と右上眼瞼二重埋没法（1針）を行うことにした．

●治療後の評価

治療直後の写真4.3，4.4を見ると，右上眼瞼及び両下眼瞼の腫れは軽度である．

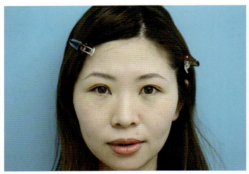
■写真4.3：治療直後正面

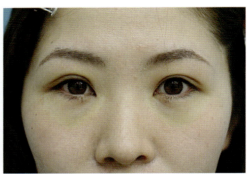
■写真4.4：治療直後正面拡大

治療1カ月後の写真4.5,4.6を見ると,下眼瞼のクマ,たるみがほぼ改善している.本治療で摘出された脂肪は少量であったが,下眼瞼の余計な組織が解消されたため,目の開きが良くなり,目が「ぱっちりとした」印象に変わっているのが明らかである.

　また,右上眼瞼二重埋没法を行った結果,左右二重幅が均等となった.

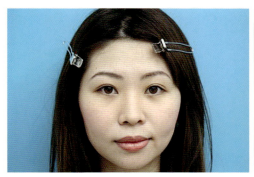
■写真4.5:治療1カ月後正面

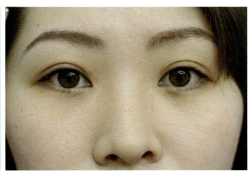
■写真4.6:治療1カ月後正面拡大

　このように若年者の場合の下眼瞼のクマも注意深い対応によって良好な結果が期待できる.

症例 -5　下眼瞼のたるみとしわ（男性 62 歳）

●経過

下眼瞼皮膚の弛緩，いわゆる"目の下のたるみ"に長年悩み，複数の他院に相談したが，症状が重篤で，この症状を改善するには皮膚切開法以外にないと言われ，治療を躊躇していた．

当クリニックで治療を受けた患者の紹介にて皮膚切開法を用いずに症状緩和する方法あると知り来院．

●診察

写真 5.1 の如く 60 代中高年層に特徴的に見られる典型的な上下眼瞼皮膚のたるみ症状を認めた．

症状は右＞左であった．

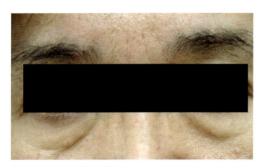

■写真 5.1：治療前

●治療方針

この症例の如く皮膚下垂が強い症例は皮膚切開法を用いることが一般的だが，どうしても皮膚切開を行いたくない本人の強い希望で経結膜的下眼瞼形成術で，可能な限りの症状改善を行うこととした．

治療は下眼窩余剰脂肪摘出および同組織平坦化，ならびに皮膚挙上法を行った．

●治療後の評価

治療直後の写真 5.2 を見ると下眼瞼に皮膚は一時的に挙上され，下眼瞼皮膚のたるみが改善傾向に向かったことがわかる．また，摘出脂肪（写真 5.3）は症状に反して，少量であった．

治療直後に得られた症状改善に比較して，治療 5 カ月後の写真 5.4 では，症状が依然と同様，もしくは悪化した状態であった．この症例のように経結膜的下眼瞼形

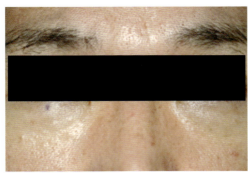
■写真5.2：治療直後正面

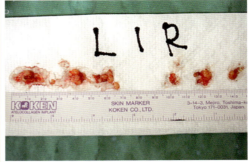
■写真5.3：摘出された下眼窩脂肪

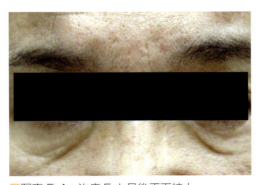
■写真5.4：治療5カ月後正面拡大

成術で改善されない症例を経験すると，皮膚切開法を行うべきであったかと考える．

　この症状を分析すると，この治療では眼窩周囲特に下眼瞼構造上不具合の根本的解決を図ったが，長年形成された皮膚のしわが残存している．この下眼瞼のしわは長期保存型ヒアルロン酸で十分解消されると判断し，ヒアルロン酸をこのしわ溝に合わせて注入した．

　治療8カ月後の写真5.5を見ると，前回ヒアルロン酸注入前に認められた皮膚のしわは大幅に改善され，患者満足度も高く，この治療が適切だと判断された．

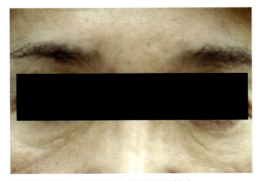
■写真5.5：治療8カ月後正面拡大

現在出現している残存しわは，6〜12カ月を空けてヒアルロン酸注入を行うと，さらに良好な結果が期待されるであろう．通常下眼瞼に注入したヒアルロン酸持続期間は3年以上維持される．また3年以上持続されると，すでに前回の治療で平坦化した皮膚は，たとえヒアルロン酸が消失しても，しわが再発することはほぼないと考えられる．

　今回の症例の如く，従来まで安易に皮膚切開法にて解決を図ろうとした症例でも，まずは皮膚切開を行わずに，本症状の根本的原因である眼窩構造上の問題の解決を図り，その上で残存した皮膚症状をヒアルロン酸などのスキンケア治療で二次的に解決する方が，より良好かつ自然な結果が最終的に得られる．

　皮膚切開法を行う最大のリスクは下眼瞼皮膚に残存する傷跡（瘢痕）および，外反傾向が確実に回避することなので，今回の治療方針は正しかったと言えるだろう．その上で患者が更なる症状改善を求める場合に，初めて下眼瞼皮膚切開法を考慮するくらいの慎重な姿勢で治療に臨むべきである．

症例 –6　下眼瞼のクマと軽度眼瞼下垂 (男性 24 歳)

● 経過

随分以前から下眼瞼のクマ症状が気になっていたが，良い解決法がなく長年悩んでいたとのこと．たまたまネット検索で当クリニックを見つけ，来院された患者である．

● 診察

治療前写真 6.1, 6.2 を観察すると，典型的な下眼瞼のクマ症状を認める．若年層のため，眼窩脂肪の前方膨隆（突出）はなく，たるみ症状は認められない．

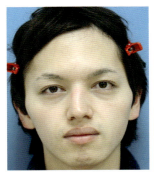
■写真 6.1：治療前

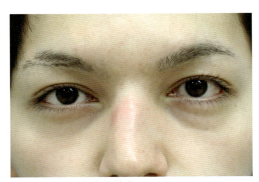
■写真 6.2：治療前拡大

● 治療方針

下眼瞼のクマを目立たせている下眼瞼構造の根本的改善を図るため，目の裏側から行う下眼瞼形成術（経結膜的下眼瞼形成術）を行った．

● 治療の評価

治療直後の写真 6.3, 6.4 では腫れはほとんどなく，治療が適切に行われたことが確認出来る．治療 7 日後の写真 6.5, 6.6 では，下眼瞼直下，眼輪筋（いわゆる"涙袋"）の腫れが顕著だが，この症状は治療 7 日前後に認められるあくまで一時的な状態である．時間の経過とともに腫れは引き始め，必ず自然な状態まで回復する．治療 1 カ月後の写真 6.7, 6.8 では眼輪筋（いわゆる"涙袋"）腫脹が解消され，自然な結果が得られ始めた．

従来まで下眼瞼の脂肪膨隆，すなわち"下眼瞼のたるみ"症状のない症例の場合，手術的適応はなく，スキンケアによる下眼瞼色素漂泊や，ヒアルロン酸注入によるクマ症状の軽減を図ることが一般的だった．ところがこうした治療はあくまで一時的で根本的症状の解決には至らず，継続的に行う必要があるため，患者さんの経済

第5章　Case Report──上・下眼瞼のアイデザイン

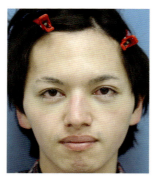
■写真 6.3：治療直後

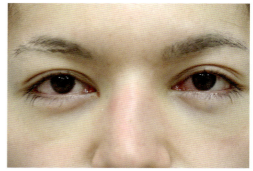
■写真 6.4：治療直後拡大

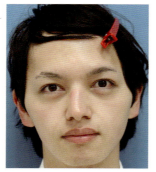
■写真 6.5：治療 7 日後

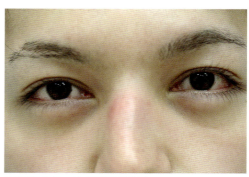
■写真 6.6：治療 7 日後拡大

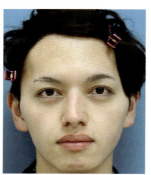
■写真 6.7：治療 1 カ月後

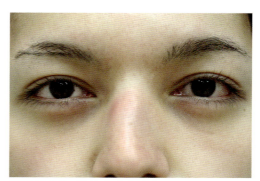
■写真 6.8：治療 1 カ月拡大

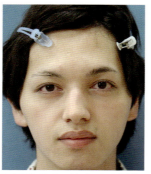
■写真 6.9：治療 4 カ月後

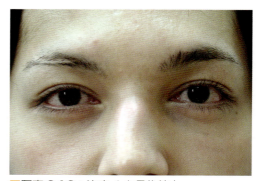
■写真 6.10：治療 4 カ月後拡大

的・精神的負担となっていた．

　当クリニックでは下眼瞼のクマをもたらす下眼窩構造自体を改善し，スキンケア治療やヒアルロン酸注入による一時的解決を行わなくても済むよう，症状の抜本的解決を図っている．特に若年層世代は経済面，健康面からもヒアルロン酸注入などの継続的治療を選択するよりも，原則として「一生に一度のみの治療」で根本的改善を図るべきだろう．

　治療4カ月後の写真6.9, 6.10では極めて自然な表情が獲得され，本人曰く「以前と比べて他人から疲れて見られることもなくなり，とても満足している」とのことだった．

症例 -7 　上眼瞼下垂および下眼瞼のたるみ（男性 59 歳）

● 経過

従来よりあった目の下のたるみと加齢による上眼瞼のたるみ（上眼瞼下垂症状）が気になった症例である．治療方法の選択に当たって本人は綿密なインターネット検索の結果，当クリニックの存在を知り，症状改善の可能性を求めて来院したとのこと．

● 診察

写真 7.1 の症状を上部から観察すると上眼瞼陥没，軽度眼瞼下垂を認める．上眼瞼下垂の詳細を解析すると，眼球動向をやや上眼瞼を覆う状態から，眼瞼下垂程度は軽度と診断した．その症状は右＞左である．

次に下眼瞼症状を観察すると，典型的な下眼窩脂肪の突出による目の下のたるみ（buggy eyelids）症状が存在する．症状はやや右＜左である．このたるみ症状により下眼瞼皮膚色素が強調され，いわゆる"目の下のクマ"が目立つ状態と捉えることも出来る．

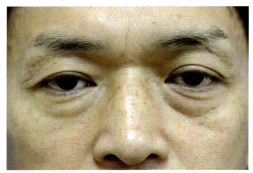

■写真 7.1：治療前正面

● 治療方針

これまで述べてきたように，上眼瞼下垂症状は下眼窩脂肪膨隆（buggy eyelids）症状がその一因として考えられること，また本人の強い希望もあり，下眼瞼症状改善のため「経結膜的下眼瞼形成術」から行った．

● 治療後の評価

(1) 経結膜的下眼瞼形成術

写真 7.2 から治療後の腫れはほぼ解消されたものの，左目周囲に軽度内出血が残存している．下眼窩治療は下眼窩内側から外側まで包括的に行うので，下眼窩内側もしくは外側から内出血が上眼瞼まで波及することもある．通常この程度の内出血

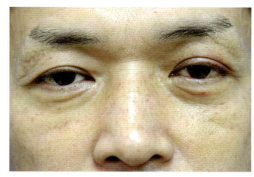
■写真 7.2：治療 7 日後

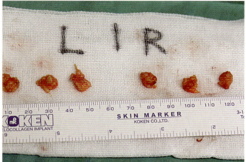
■写真 7.3：治療時摘出脂肪

は治療後 2 週間程度で解消されることが一般的である．

　写真 7.3 の如く摘出された下眼窩余剰脂肪を観察すると，その量は右＜左で症状と矛盾せず，下眼窩膨隆症状は適切に処置されたことがわかる．

　下眼瞼治療後 1 年 6 カ月が経過し，症状固定（最終治療結果）に至ったが，治療前と比較すると下眼瞼のたるみ，クマ症状はほぼ解消された（写真 7.4）．

　右下眼瞼に軽度たるみ症状が残存するが，それは前回治療では下眼瞼凹みの予防を最優先に治療を行ったので，下眼窩脂肪が依然残存しているためと思われる．だが患者本人はこの程度の症状は気にしていないため，このまま様子を見ることとした．

(2) 上眼瞼形成術＋上眼瞼挙筋前転術

　今回は以前から気になっていた両上眼瞼下垂症を治療対象とした．

　1 年 6 カ月前の下眼瞼治療前写真 7.1 と比較すると，下眼瞼治療後にすでにある程度上眼瞼下垂症状が改善されたことがわかる．上述の如く，上眼瞼下垂の一因が下眼瞼構造の不具合であるから，その下眼窩治療を行ったことで上眼瞼下垂が改善されたことは矛盾しない．上眼瞼下垂症改善のための挙筋前転術後の写真 7.5 を見ると，治療直後に発生した腫れはほぼ解消されたものの，両眼窩周囲に内出血を認める．また左目では上眼瞼二重幅の著しい腫脹を認める．眼瞼下垂治療（眼瞼挙筋前転術）が適切に行われた初期サイン（兆候）として両上眼瞼陥没症状が解消され

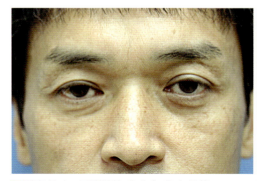
■写真 7.4：下眼瞼治療 1 年 6 カ月後

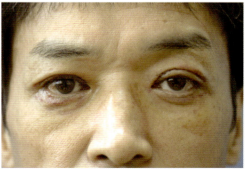
■写真 7.5：上眼瞼形成術＋上眼瞼挙筋前転術 7 日後（抜糸時）

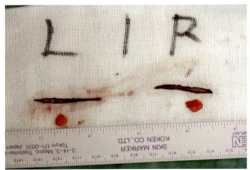
■写真 7.6：上眼瞼から摘出された余剰皮膚と脂肪

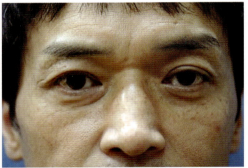
■写真 7.7：上眼瞼形成術治療 1 カ月後

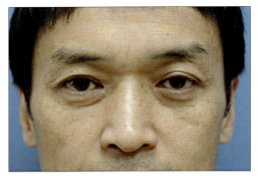
■写真 7.8：上眼瞼形成術治療 4 カ月後

るが，本症例でもすでにそのサインが認められた．

　治療時に除去された上眼窩脂肪と余剰皮膚だが，これらの余剰組織も上眼瞼下垂の原因であり，適切に除去することが大切である（写真 7.6）．

　治療 1 カ月後，右上眼瞼の眼瞼下垂症状は大変良好に解消され，患者満足度もこの時点で非常に高いものとなった（写真 7.7）．

　治療 4 カ月後，本人は左目の開眼が右目に比べて劣ることが気になり，左上眼瞼再治療を強く望んだので，左上眼瞼下垂再治療を行うこととした（写真 7.8）．

(3) 左上眼瞼の再治療

　左目上眼瞼初期治療に比べ治療程度（侵襲程度）が軽微なため，抜糸時（治療 8 日後）でもその腫れは少ない（写真 7.9）．初期治療にてほぼ自然な結果が得られていたため，本治療の眼瞼挙筋前転量も極めて控えめとし，過剰矯正に陥らないことを最優先として治療を行った．

　左治療 7 カ月後の左上眼瞼症状は 2 回目治療後よりやや改善傾向が得られたが，行った治療も軽微であったので，得られた結果も比較的軽度であった（写真 7.10）．

(4) 左上眼瞼再々治療

　しかし患者の左目へのこだわりが強く，もし改善が望めるのであれば，最後にもう一度治療を希望した．このような症例の場合，治療を拒絶するのも一案であるが，

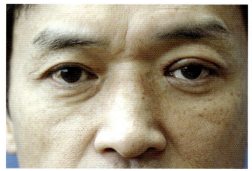
■写真 7.9：左上眼瞼形成術再治療 8 日目

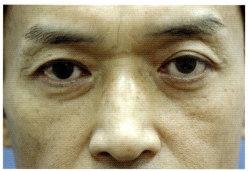
■写真 7.10：左上眼瞼形成術再治療 7 カ月後

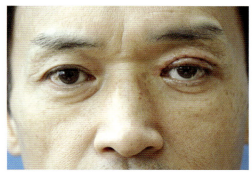
■写真 7.11：左上眼瞼形成術再々治療 7 日後

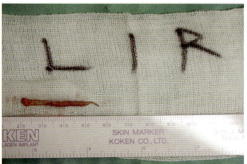
■写真 7.12：左上眼瞼形成術再々治療時除去皮膚

患者の認知度，治療への理解度は十分にあり良識的であったので，今回の治療を最後と確約した上で左上眼瞼下垂再治療を行った．左上眼瞼再々治療 7 日後の腫れは了解可能範囲であった（写真 7.11）．

治療は余剰皮膚切除を中心に行い，眼瞼挙筋前転は確認程度とした（写真 7.12）．

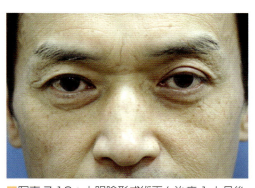
■写真 7.13：上眼瞼形成術再々治療 1 カ月後

最終的に左上眼瞼は三度治療を行ったため，左二重幅は治療 1 カ月が経過しても慢性的腫脹が継続している．

しかし本人はそういった経過に熟知しているため，不安等を感じることなく，現状にすでに満足しているので，左上眼瞼に度重なる治療を行ったことは適切だと判断できる．

このように上眼瞼下垂症の治療は，開眼幅の調整が最も難しく，その治療が本症例の如く複数回に及ぶことが少なくない．治療前に患者にその旨をしっかりと伝えるインフォームド・コンセントが大変重要である．

症例-8　上下眼瞼のたるみ，下眼瞼のクマおよび下眼瞼下制術による眼瞼開大（女性38歳）

● 経過

以前より軽度の下眼瞼のたるみ，クマと目の開きがやや悪い，もしくは目が小さい印象がコンプレックスとなっていたことから，当クリニックを受診した．

● 診察

治療前（写真8.1）を観察すると目幅がやや狭く，目が小粒な印象を与えるが上眼瞼下垂症状は伴っていない．下眼瞼症状を観察すると，いわゆる"tear trough"と呼ばれる眼窩内側からハの字に伸びるラインが目の下のクマを強調しているが，下眼窩脂肪膨隆は軽微である．

したがって目の下のたるみ（buggy eyelids）症状も比較的軽症である．下眼瞼のクマは右＞左である．

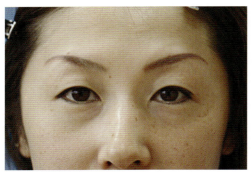

■写真8.1：治療前正面

● 治療方針

眼瞼下垂症状を伴わないので，上眼窩陥没症状も軽微であり，上眼瞼挙筋前転術の適応はない．

患者の治療希望の優先事項が下眼瞼のクマであること，眼窩周囲治療の基盤は下眼瞼であることから，経結膜的下眼瞼形成術を最初に行った．

● 治療後の評価

(1) 経結膜的下眼瞼形成術

摘出された下眼窩脂肪は左右ほぼ同量であったが（写真8.2），治療前症状からも矛盾はしていない．得られた治療結果だが，依然下眼瞼直下の眼輪筋部（いわゆる"涙袋"）が腫脹しているものの，治療前に見られた"tear trough"が大幅に改善され，

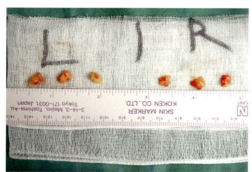
■写真 8.2：治療時摘出された下眼窩余剰脂肪

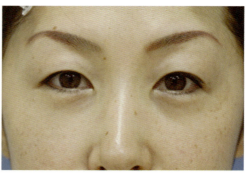
■写真 8.3：治療1カ月後の正面写真

この時点で患者満足度も十分に得られた（写真 8.3）．

(2) 下眼瞼下制術および目尻切開術

　本症例ではややつり目傾向であったこと，目頭距離は34mmと目頭切開適応はないため，下眼瞼下制術および目尻切開術にてさらなる開眼を図った．

　治療直後の写真 8.4 を見ると，局所麻酔剤に含まれた血管収縮剤の影響による眼窩周囲の白色変化および目尻部の軽度内出血を認めるものの，治療範囲が狭いので，腫れはほとんどなく了解可能な範囲で治療を終えた．

　治療1週間後の写真 8.5 では右上眼瞼に軽度内出血が残存するものの，治療直後からの腫れはほぼ解決している．現時点で得られた治療結果は軽微であるものの，今後慢性的腫脹が軽減するにつれ，良好な開眼効果が期待できる．

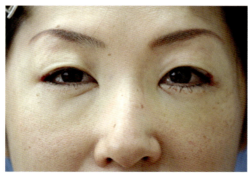
■写真 8.4：治療直後

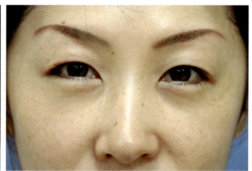
■写真 8.5：下眼瞼下制術7日後，目尻切開

(3) 右上眼瞼二重埋没法（1針）

　この時点で右目上眼瞼二重埋没法を患者が望んだため追加治療をした（写真 8.6）．

　右目上眼瞼のむくみがやや残存しているが，お化粧（メイクアップ）で隠しているので，ほぼ自然な状態に見える．

　下眼瞼のクマ，たるみは以前より解消傾向に向かった．目尻切開と下眼瞼形成術より，眼瞼，目幅開大，および右つり目傾向の改善が得られた．また右上眼瞼埋没

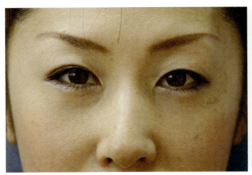
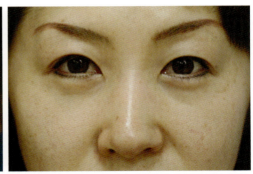

■写真8.6：右目埋没法治療7日後　　　　　■写真8.7：上記一連経結膜的下眼瞼形成術
　　　　　　　　　　　　　　　　　　　　　　　　　（目尻切開術，下眼瞼下制術，右
　　　　　　　　　　　　　　　　　　　　　　　　　上眼瞼埋没治療）約4カ月後

法による自然な二重が獲得された．従来まで眼瞼開大には目頭切開法が主流であったが，下眼瞼形成術を基盤に目尻治療を行うこと，そして追加治療として上眼瞼埋没法などを追加することで自然な開大効果が得られるようになった．（写真8.7）

PART 3

アンチエイジング美容外科

第6章 低侵襲美容外科医療とアンチエイジング

6.1 なぜ，アンチエイジング美容外科が注目されるのか？

●世界的な高齢化率上昇と我が国の実情

　先進諸国の高齢化率（65歳以上人口の割合）は今後さらに上昇し続け，近い将来，アジア諸国を中心とした世界各国でも，高齢化率の急上昇が見込まれている．「長寿・高齢化」は，先進諸国・途上国をも含めた全世界的な課題である．（図6.1）

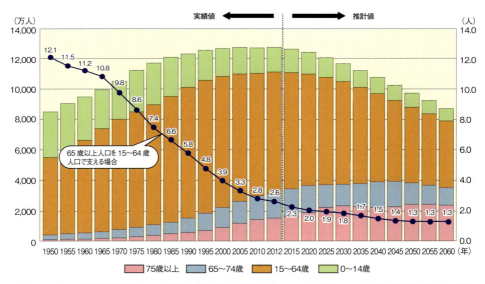

■図6.1：高齢世代人口の比率

　日本の高齢化率は23.0％と世界最高で，イタリアとドイツはともに20.4％と20％台を突破しており，スウェーデンの18.2％，スペインの17.0％，フランスとイギリスの16.8％と続いている．2020年頃には韓国やシンガポールの高齢化率の上

昇ペースが極めて速くなり，2030年頃には，中国やインドといった多人口国の高齢化率が10〜20%に達する見込みである．

政府が国会に提出している年次報告書『高齢社会白書』によれば，今後の我が国の総人口は「長期人口減少過程」に入り，2026年に人口1億2,000万人を下回った後も減少を続け，2048年には1億人を割って9,913万人となり，2060年には8,674万人になるものと推計されている（第1章，8頁，図1.3参照）．

その一方で，65歳以上人口の割合を示す「高齢化率」については，2025年に約30%，2060年には約40%に達することが見込まれている．国際連合のデータを基に我が国と先進諸国の高齢化率を比較してみると，我が国は1980年代までは下位，90年代にはほぼ中位であったものが，2005年には最も高い水準となっている．高齢化率が7%を超えてから14%に達するまでの所要年数で比較すると，フランスが115年，比較的短いドイツが40年，英国が47年を経過しているのに対し，我が国は1970年に7%を超えるとその24年後の1994年には14%に達している．我が国の高齢化のスピードがいかに急激だったかが伺えるが，アジア諸国，特に韓国の場合は2005年に9.3%だった高齢化率が2060年には33.6%と，我が国を上回るスピードで進行すると見られている．

我が国の平均寿命は，平成23（2011）年現在，男性79.44年，女性85.90年と，前年に比べて男性は0.11年，女性は0.40年下回った．今後，男女とも延びて，72（2060）年には男性22.33年，女性27.72年となり，高齢期はさらに長くなっていく見込みである．（図6.2）

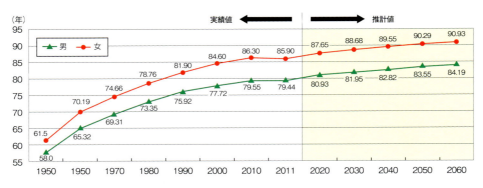

資料：1959年及び2011年は厚生労働省「簡易生命表」，1960年から2010年までは厚生労働省「完全生命表」，2020年以降は，国立社会保障・人口問題研究所「日本の将来推計人口（平成24年1月推計）」の出生中位・死亡中位仮定による推計結果
（注）1970年以前は沖縄県を除く値である．0歳の平均寿命が「平均寿命」である

■図6.2：平均寿命の推移と将来推計

このような「長寿・高齢化」は，戦後の経済成長の中で国民の生活水準が飛躍的に上昇したことや，食料事情・衛生環境の整備・医療技術の進展等が要因とされているが，その一方では高齢者の急増とともにさまざまな慢性期疾患に起因する，寝たきりや認知症などの要介護高齢者も増加の一途を辿っていることが深刻な問題と

なっている．

そのため，真に豊かな長寿・高齢社会を実現させるためには，高齢者一人ひとりの生活の質（Quality Of Life）を高く保ち続け，より豊かで自立した日々を持続させる「サクセスフル・エージング（幸福な老い）」の達成が重要なものになってくるのである．

●さまざまな老化現象とアンチエイジング

"老化"とは一般に体力が衰え，病気に対する抵抗力が弱まり，それとともに心身の機能低下が始まり，記憶能力や知的能力も後退することとされている．身体のいろいろな神経や臓器が衰弱し，萎縮・減少するため，心肺機能低下や消化器機能低下等，さまざまな生活機能が低下し，生活習慣病を呼び招く．そのために精神や運動機能にも影響し，活動内容が制限され，日々の生活を縮小させ，生きがいを喪失する，といった悪循環の全体について，「老化現象」と呼んでいるわけである．

高齢になると「予備能力」といって体に何か起こったときに対処する予備の力が少なくなるのは，こうした悪循環がもたらす衰退過程，あるいは活動域の縮小によるものと考えられる．

老化の悪循環に抗して，良質なQOLを維持するには心身を健全に保つことが肝心であるが，そのためにはメタボリック症候群，糖尿病，高血圧等の生活習慣病に罹患しないようにすること，正しい食習慣や規則正しい生活，適度な運動を日々の生活に取り入れることが欠かせないことは言うまでもない．

それとともに，中高年層で留意すべき点は心の病気に陥らないことだろう．心の健康を良好に保つことが，体の健康と同様，老化を遅らせて生活機能を高め，活発で幸福な高齢期を過ごすポイントとなってくる．

たとえば，一般に"うつ状態"と言うと，20代前後の若い世代と40代50代の中高年層に集中しているイメージがあるが，実際に最も多い世代は60代・70代の高齢者である．これは高齢によっていろいろな意味で死と直面することになり，配偶者や友人の死，度重なる病気や身体の不自由，経済的不安等，孤独感や喪失体験が重なることで心のバランスを崩しやすくなり，高齢者であること自体が「うつ病」発症のリスクファクターとも言えるからである．

こうした「うつ病」はその原因とされる心の状態を取り除き，軽減させることで改善されるが，そのためには趣味や生き甲斐を持ったり，仕事や社会活動に参加して充実感や達成感を持つことでその発生を抑えることが必要である．

中高年層世代の場合は加齢に伴い，しわ，しみ，たるみ等が発生してくるが，こういった加齢性変化はわれわれ自身の心に影を落とし，コンプレックスとなり，精神面にも影響を及ぼして，ネガティブ思考の原因となりかねない．それは繰り返すが，「老化にいっそう拍車をかける悪循環」の要因，あるいは始まりなのである．

美容外科領域ではこういった加齢現象に伴う外見上の衰えを回避し，精神面に若

さと華やぎを取り戻すことが可能である．

　アンチエイジングのための美容医療において，その治療対象は顔面が中心に行われるが，しわやたるみの悩みなどを解消するだけで，その人の心身の機能が活性化し，活動域が広がり，日常生活がポジティブなものに変化するのも事実である．

● 「抗加齢外科」とはどのような治療か？

　それでは実際にいくつかのケースレポートを見ていくことにしたい．中高年期に入る頃から加齢現象によるしみ，しわ，たるみが顔や首に出現してき始める．

　しみは当初はこめかみや頬等に現れることが多い．その原因としては，新陳代謝の衰え，遺伝，紫外線の影響等が考えられる．

　たるみは上・下眼窩，頬下部に出現する．その原因は眼周囲脂肪や頬脂肪（バッカルファット）の下垂である．

　しわは額，眉間，目尻，下眼瞼，口角に出現することが多い（図6.3）．原因となるのは，額，眉間，目尻のしわは，加齢に伴う皮膚の弾力性低下によるもので，その下にある筋肉の動きが皮膚線条として出現するためである．（表情じわ）

　下眼瞼，ほうれい線や口角のしわは，眼周囲脂肪，頬脂肪の下垂がその主な原因である（下垂じわ）．

　こうした加齢現象とともに出現する老化の兆候，老化のサインを改善するために行う外科的治療を一般に「**抗加齢外科**」と呼んでいるが，この中で，しみは皮膚科的に対処されることが一般的なので，「抗加齢外科」の主流としては，しわ，たるみが主な対象となっている．

　副次的な対象としては，肥満による全身のたるみが考えられる．肥満は摂取カロリーと消費カロリーのアンバランスなど，食習慣を中心とする生活習慣が主な原因であるから，まずは内科的生活習慣の見直しから行うことが先決であるが，内科的対処でも効果が現れない部分太りなどは，抗加齢外科の対象となる場合もある．

　現状では老化現象による症状で治療を受ける年齢対象は30～60代が中心となっているが，今後は高齢化が進むにつれ，70代以降の患者が増加する傾向が現実化する可能性が考えられる．

6.2 「しわ」の治療について

● 顔のしわ治療──「表情じわ」と「下垂じわ」

　抗加齢外科の主な対象となる顔のしわ治療では，図6.3のようにいくつかの部分に出現する．一般的に，しわは「表情じわ」と顔面構成組織の「下垂じわ」の二つに大別される．これらのしわは比較的深く直線的なしわである．これ以外には皮膚

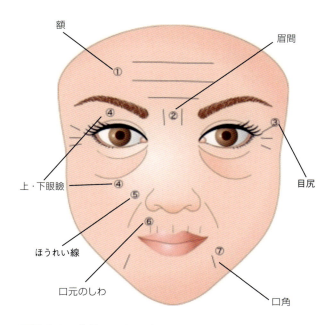

図6.3：表情じわと下垂じわ

表面に細かく発生するいわゆる「ちりめんじわ」と呼ばれるしわもある．

「表情じわ」は必ずしも加齢現象ではなく，しわを形成する表情の癖がある方に出現し，若年層から発生することもある．以下，主な表情じわは①額，②眉間，③目尻，⑤ほうれい線である．

顔面構成組織の「下垂じわ」は④目の下⑦口角で，④目の下，⑤ほうれい線，⑥口元のしわなどは両方の要因が加わって発生する．

これらのしわは，皮膚の弾力性が失われると顕著になるので，皮膚を老化させないことが大切である．

「抗加齢外科」の顔のたるみ治療は，具体的にどのようなものかと言うと，主な顔のたるみは上・下眼瞼，頬，首などの部位に起こる．

その場合，上・下眼瞼は上・下眼瞼形成術で治療する．頬や首は皮膚のたるみがある場合，フェイスリフトやネックリフト治療を行っている．

頬のたるみが頬脂肪（バッカルファット）が原因の場合，頬脂肪除去治療が大変有効である．

頬脂肪除去治療が適切に行われると，頬のたるみが改善するのみでなく，顔下半部が縮小されるため，いわゆる"小顔"が獲得される．

● 顔の部位別の原因と治療方法

次に「部位別の原因と治療方法」についてまとめてみよう．

① **額のしわ**」の原因は，必ずしも老化現象ではなく，表情じわの一つ．額のしわは前頭を用いて眉毛を上げる癖が原因となる．日本人よりも西欧人の方が前頭筋量が多いので，西欧人で比較的顕著に若年層から認められる．日本人の額のしわは，一重瞼や目の上の皮膚が厚く目に覆い被さっているため，眉毛を挙上して目を開ける癖のある方に認められる．

治療としては，ボトックス注射で前頭筋の働きを弱めると，しわは大幅に軽減される．上瞼に原因がある場合は，二重治療やたるみ治療を行う．

② **眉間のしわ**」の原因は，これも表情じわの一つである．眉間には皺鼻筋と呼

ばれる眉を細める筋肉があるが，眉間にしわを寄せる癖のある人はこの筋肉の作用により，眉間にしわが発生する．
　治療としては，ボトックス注射でこの筋肉の働きを弱める．深い皮膚線条がすでにある場合は，ヒアルロン酸注入を行うと，さらに効果的である．

③「**目尻のしわ**」の原因は，これも表情じわの一つである．目尻のしわは眼輪筋の作用により，笑いじわとして出現する．日頃から笑う表情を保つ癖のある人に発生する．
　治療としては，目尻のしわの原因となる眼輪筋の働きを弱めるためのボトックス注射が有効である．

④「**上・下眼瞼のしわの原因**」は，加齢とともに発生した上・下眼瞼のたるみが主原因である．
　治療は程度によって治療方針は異なるが，根本的治療は上・下眼瞼形成術を行い上・下眼瞼のたるみを改善することがその予防となる．

⑤「**ほうれい線**」の原因は，加齢よる筋肉，脂肪などの顔面構成組織の弛みや，よく笑う表情を作る癖のある人などに発生しやすい．治療としては，ヒアルロン酸注入や注射針による真皮層に発生したほうれい線部皮下の繊維状の癒着解離を行うこともある．フェイスリフトなどさらに進んだ外科的治療を加えることで改善を試みることもある．

⑥「**口元のしわ**」の原因は，加齢現象により真皮層にある弾性繊維の欠乏が原因となる．歯周病により歯が抜け落ちると，しわが強調されることも考えられる．
　治療としては，ボトックスヒアルロン酸等を定期的に注入することが効果的である．また歯科的治療にて歯列を再建することも口元のしわ予防には重要である．

⑦「**口角のしわ**」は，加齢とともに出現する，頬脂肪（バッカルファット）を中心とした顔面構成組織の下垂によって目立つようになる．
　治療としては，しわが浅い場合はヒアルロン酸注入を行う．頬脂肪が大きく，口角のしわの主原因となっている場合は，頬脂肪除去治療を行う．

6.3 「たるみ」の治療について

●顔の「たるみ」の主原因

　当クリニックで行われている顔面を中心としたアンチエイジング（抗加齢）治療では，主にしわ，たるみを対象とするが，しわはスキンケアやボトックスおよびヒアルロン酸などの注射で改善することが多く，必ずしも外科治療の対象とはならない．
　たるみは図6.4の如く，上・下眼瞼と頬に発生し，その主な原因は脂肪による重

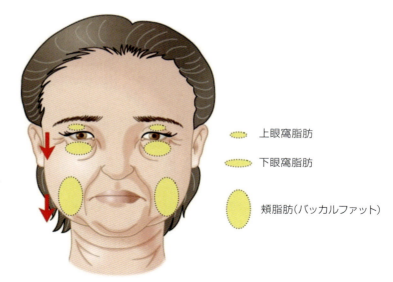

■図 6.4：顔面のたるみ

みによることが多い．したがって，顔面のたるみは，これらの脂肪を適切に除去し，重みを軽減することが先決となってくる．

　まず「上眼瞼のたるみ」について述べると，上眼窩脂肪の重みや皮膚自体のたるみが原因で上瞼が目に覆い被さると上眼瞼のたるみとして認識される．上眼窩脂肪は外側に多く，中高年層になるとこの脂肪は上眼瞼外側に下垂し（laterad ptosis），たるみを目立たせている．これらの脂肪を適切にバランスよく除去すると，凹み等の問題を起こすことなく上眼瞼のたるみは大幅に改善される．皮膚自体が余剰化したるんでいる場合は重瞼ライン上で切開し，余剰皮膚を除去する．場合によっては眉毛下で皮膚切除を行う場合も考慮するが，治療後に傷跡が発生するのでその優先順位は必ずしも高くない．

　次に「下眼瞼のたるみ」について述べると，下眼瞼脂肪は下眼窩奥深くから皮下眼輪筋直下まで前後に厚く存在している．この下眼窩脂肪を覆う眼窩隔壁が加齢とともに弛緩すると，下眼窩脂肪は前方に突出し，いわゆる"目の下のクマ（くま），たるみ"として認識されるようになる．

　治療はこの下眼窩脂肪を適切に除去することが先決となる．しかし下眼窩脂肪が前方突出していない場合は，過度な脂肪除去は下眼瞼に凹み等を発生させることもあり，経験に基づいた慎重な治療が必要となる

●頬の「たるみ」の主原因

　頬のたるみは，頬脂肪，いわゆる"バッカルファット"の加齢による下垂がその主な原因である．治療はこの頬脂肪を十分に除去することで頬のたるみは大幅に改善され，上下眼瞼の治療を含めると図 6.5 の如く顔面のたるみが解消される．

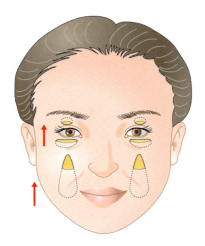

■図 6.5：たるみの解消

　従来まで頬のたるみは，顔表面に出現した皮膚自体のたるみに原因があるとしていた．したがってその解決はいわゆる"フェイスリフト手術"による皮膚挙上および余剰皮膚切開がその主な治療であった．

　だが実際には皮膚自体がたるんでいるのではなく，頬脂肪の重みで皮膚がたるんでいるように見えることが多い．つまり，頬のたるみ治療は下垂した頬脂肪（バッカルファット）を除去することが先決となる．頬脂肪による重みが軽減すると，図 6.5 の如く皮膚自体の収縮機能により，頬のたるみは大幅に解消される場合が多い．

●頬脂肪（バッカルファット）の解剖学的構造について

　次に頬にたるみをもたらす主な原因である頬脂肪の解剖学的構造を示す．次頁の図 6.6 に示すように，バッカルファットは咬筋と頬筋の間に挟まれた脂肪塊である．

　人体にはいわゆる"皮下脂肪"と異なる脂肪塊が 2 箇所あり，それは眼窩周囲（上下に存在）と頬下部に存在している．

　これらの脂肪塊は加齢とともに下垂してくるため，上・下眼瞼のたるみ，頬のたるみの主な原因となる．

　次頁の図 6.7 は頬脂肪塊（バッカルファット）が加齢とともに下垂し，頬のたるみ，ほうれい線，口角の下がりの原因になることを示している．そしてこれらの症状は頬脂肪塊を適切に除去することで大幅に解消される．

　従来までの美容外科では「二重形成」や「隆鼻術」のようないわゆる"美容整形"が一般的であったが，現在はそれに代わり，上記の如く，しみ，しわ，たるみを解消する抗加齢（アンチエイジング）外科治療が主流になりつつある．

　また，現代人は日々の生活が忙しいため，社会復帰までの時間，いわゆる"ダウンタイム"の長いフェイスリフトのような治療を避ける傾向にあり，出来ればノーダウンタイムの治療を希望することが多い．

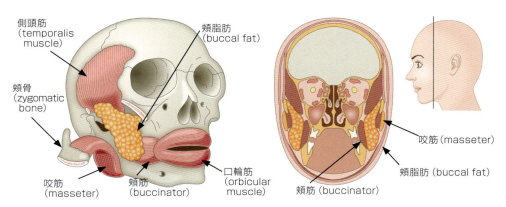

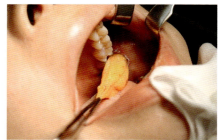

■図6.6：頬脂肪の解部学的措置
口腔内左側の侵入口部よりバッカルファットを同定・摘出しているところ

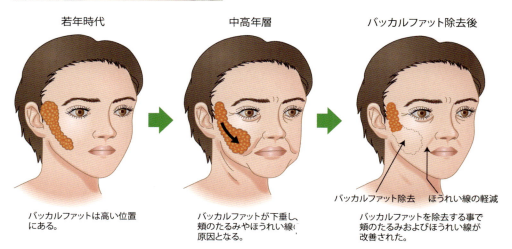

■図6.7：頬脂肪塊の下垂と除去

　一般的に言うと，皮膚切開を用いるとダウンタイムが遷延するため，ダウンタイムの少ない治療を行う際は皮膚切開をせず，その代わりに皮膚の裏側（粘膜面）からアプローチすべきである．このようなアプローチを用いる限り，誰にも気づかれず，また，傷跡を残すこともなく治療を行うことが可能である．

　また，皮膚切開を用いないいくつかの治療を複合的に組み合わせることで，その治療効果は従来までの皮膚切開法によるものとほぼ同様の結果が得られるようになったといってよい．

●頬の「たるみ」症状の人種別差異

次に人種による頬のたるみの差異について考察してみた．われわれ北方アジア人と西洋人，いわゆる"コーカソイド"を比較すると，頬脂肪や皮膚の厚さに表6.1のような違いがある．

頬脂肪による頬のたるみは，その脂肪量が大きな北方アジア人に認められることが多い．この場合，治療は皮膚切開法を用いたフェイスリフトを行う前に，頬荷重を軽減するための頬脂肪除去術を優先的に行うべきである．フェイスリフトをしなくても頬脂肪を除去するのみで図6.5のように頬のたるみが改善される可能性が高いからである．

一方，西洋人の場合にはこの頬脂肪（バッカルファット）が少なく，その重みによるたるみは発生しにくい．その代わり西洋人は，菲薄化した皮膚自体のしわ，た

●表6.1：人種による頬のたるみの差異

	北方系アジア人	西洋人（コーカソイド）
頬脂肪（バッカルファット）	多い	少ない
皮膚	厚い	薄い
たるみ	多い	少ない
しわ	少ない	多い
治療の方法	頬脂肪（バッカルファット）除去優先	いわゆる"フェイスリフト"手術優先

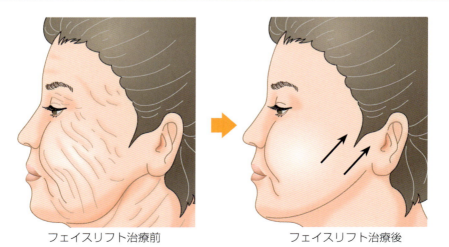

フェイスリフト治療前　　フェイスリフト治療後

■図6.8：西洋人に認められる皮膚自体の弛緩

るみが起こりやすい．この治療には皮膚切開を用いたフェイスリフト（皮膚皺壁除去）手術が必要となる（図6.8）．

●容量縮小手術（Volume Reduction Surgery）の役割

表6.1の如く日本人の場合，西洋人に比較して，眼窩周囲脂肪や頬脂肪が多く，皮膚が厚い．従って加齢現象としてしわよりもむしろこうした脂肪組織が下垂し，たるみ症状を引き起こす．したがって東洋人の場合，こういった脂肪組織を軽減する容量縮小施術（Volume Reduction Surgery）という概念を顔たるみ治療の新しいコンセプトとして提唱した．

容量縮小手術は①**上眼瞼**，②**下眼瞼**，③**下顔面（頬）**をその対象とし，余剰脂肪の軽減を図るものである．その際，まずは脂肪容量を過不足なく軽減することを優先し，余剰皮膚切除は必要最小限とする．

第3章の皮膚の特性で述べたように，皮膚には収縮能力が備っており，余剰脂肪容量を軽減すると予想以上に皮膚自体のたるみは少ないことがわかる．そして皮膚切除量を控え目とする方が，表情喪失するリスクがより回避され，自然な治療結果が得られやすい．このように顔面に存在する余剰脂肪の軽減を優先に東洋人特有の顔のたるみ改善を図る新しいコンセプトが容量縮小手術である

●抗加齢外科治療の実際──53歳の女性のケース

次に，個々で実際に抗加齢外科治療を行った症例について見てみたい．

写真6.1は53歳の女性の症例で，目の上，目の下のたるみとしわ，ほうれい線，頬のたるみ，口角の下がりが認められる．この症例は，10年ほど前からこれらの症状が顕著になって目立ち始めた．

顔面の老化兆候を目の当たりにし，次第に消極的な気持ちになり始めたということで，こうした消極的な気持ちの問題は更年期の訪れとともに悪化し始めたと言う．

まず始めに上眼瞼のたるみに対して，埋没法を用いた上眼瞼形成術を行い，さらに目の下のたるみに対して経結膜的下眼瞼形成術を行っていった．写真6.1が治療

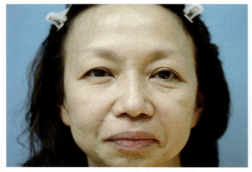 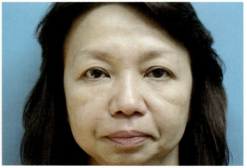

▪写真6.1：上・下眼瞼治療前正面拡大　　▪写真6.2：上・下眼瞼治療後正面拡大

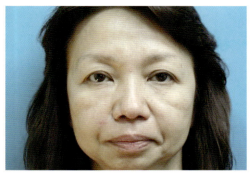
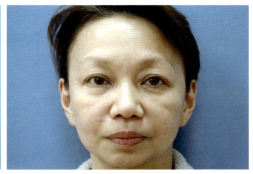

■写真6.3：バッカルファット除去治療前正面　　■写真6.4：バッカルファット除去治療6カ月後正面

前，写真6.2が上下眼瞼形成術約1カ月後の状態で，治療後上下眼瞼のたるみやしわが改善されたことが顕著である．

　しかし，治療を行っていない頬のたるみ，ほうれい線，口角の下がりは依然残存している．

　写真6.4は上下眼瞼形成術の終了後，頬のたるみ，ほうれい線，口角の下がりに対する頬たるみ治療を行った．6.3は治療前，6.4は頬たるみ治療6カ月後の写真．頬のたるみ，口角の下がり，ほうれい線が著しく改善している．

　今後の方針としては，くすみや小じわに対してはスキンケア治療を行うことが大切で，肥満に陥らないよう，正しい生活習慣を維持することが肝心であり，そういった配慮がなされると，今後外科的治療に頼らずとも治療前のようなしわ，たるみとは無縁の生活を送ることが可能になるはずである．

　暦年齢を戻したり止めたりすることは出来ないが，生物学的年齢はある程度巻き戻したり，老化を食い止めることが可能になる．具体的に言うと，こうした治療を施すことによって，10歳程度年齢を若返らせることは十分に可能なのである．

　この患者の場合も，治療後はみるみる表情が明るく，身のこなしや態度までが軽快になったような印象がある．特に顔は常に露出されており，その人の若さや健康状態，内面的心理状態までをも容易に察することが出来る．

　そのためしみ，しわ，たるみが発生すると，他人からそういった問題点を指摘されたり，鏡の中の自分を見て落胆することで，次第に消極的な気持ちになることが少なくない．したがって，顔に生じた老化兆候を改善し，いつまでも若々しく保つ試みは，これからの長寿時代を幸福に生きていくことが必要なわれわれにとって，心や体の症状を改善するのと同等の大変重要な問題を含んでいると考えられる．

6.4 銀座キューヴォ・クリニック（CUVO）の総合的アンチエイジング

●「自己発見」を促すアンチエイジング美容医療

　銀座CUVOのめざすアンチエイジングは，一言で言えば"一人ひとりが体と心の中に本来持っている若さと美しさを取り戻すこと"である．

　加齢とともに蓄積された心身のひずみを最小限の負担で無理なく取り除いていけば，その人が生まれながらに持っている健康と若さの源を回復し，個々にふさわしい自然な輝きと美しさを獲得できるはずである．

　そうした「自己発見」として美を実現するアンチエイジングにおいて，最初に必要になるのは外科的治療ではなくその人の生活習慣についてのアドバイスである．

　美しさや若さの源は，すでにその人の体の内部にある，と言ってよいだろう．ある程度の年齢までは代謝機能が活発に働き，若さも十分に保たれているが，20歳代後半から30歳代前半になると，代謝機能も次第に衰え，老化が始まってくる．その老化を加速させる最大の要因となるものは，いつからか身に着いて堆積された"ネガティブな生活習慣"である．

　したがってCUVOの治療の第一歩は，それまでのその人の生活史と習慣などにふれた十分な話し合いとアドバイスである．食事や睡眠などの生活全体の見直しから，科学的な検査に基づくオーダーメイドのサプリメント処方，そしてフィットネスやエステまで，患者一人ひとりの体のコンディションに合った個別指導を見出し，それを適切に行っていく．

　また，生活習慣の改善に加え，CUVOでは体に蓄積した毒素（老廃物）を除去するデトックスを積極的に実施している．現代人の生活では，自分でいくら注意しても知らず知らずのうちに毒素を吸収してしまうしくみになっている．定期的なデトックスによってそうした毒素を除去し，リフレッシュすることは，アンチエイジングの基本であり，始まりなのである．

　そして十分なカウンセリングを受けた後は，いよいよCUVOによるアンチエイジング美容療法のステージが開始される．最新のアンチエイジングでは，メスを使わない肌の若返りやしわ除去（プチ整形）が大きな進歩を遂げている．

　レーザー療法では，レーザー光線を用いて皮膚組織を活性化し，肌の再生・若返りを図っている．

　ヒアルロン酸療法では，皮膚組織内の保水成分であるヒアルロン酸をしわにそって注入し，顔のはりを取り戻すようにしている．

　そして，**ボトックス療法**では，表情を作る筋肉の働きを弱めるボトックスと言う物質を注入し，額や目元の表情じわを解消させている．

　これらの皮膚科学的美容療法は，目立たずに，そして確実に，肌と表情を自然に戻

していくテクニックであり，アンチエイジングの基礎を固めるものであるだろう．

また，熟年期を迎えた人には，**ホルモン補充療法**がある．外から適量のホルモンを供給することで，肉体を刺激し，日々の生活に大きな潤いをもたらすことが可能である．

CUVOが行う皮膚科学的美容療法もホルモン療法も，加齢によるひずみや衰退を補強し，本来持っている美しさに立ち返るアンチエイジングである．

最新のアンチエイジング技術の進歩によって，メスを使わずにしみやしわを画期的に取り除くことが可能になったが，ある程度進行してしまった皮膚のたるみの処置には，各種の**フェイスリフト**やメスを用いた**外科的な対応**が必要となってくる．

また，自分の個性の可能性を切り拓くボディデザインのために，顔や体の外科手術を選択する場合もある．わずかなボディデザインの修正が，人生に向かう姿勢を大きく変えることもあるのである．

CUVOでは，最新の美容外科手術においても傷跡を残さないオプションを数多く用意している．また，手術を数回に分けることにより，心身への負担を出来る限り低く最小限に抑えるとともに，周囲の人に気づかれずに高度な美容効果を提供するプログラムを組むことが可能である．

これらの美容外科手術で一番大切なのは，専門医と患者との信頼関係に基づく**コミュニケーション形成**である．患者一人ひとりに確信を持ってオーダーメイドの美容手術を受けていただき，自分本来の固有の美しさを実現していただく．それこそがCUVOの使命であり，テクニックの証と考えている．

●組み合わせで効果が期待できる「ヒアルロン酸施術」

ヒアルロン酸は，皮膚・骨等の重要な構成成分である．この物質の特徴はその保湿性と弾力性にあるが，加齢とともに体を構成する皮膚・骨等の組織のヒアルロン酸の割合は減少していく．

その結果，加齢とともに皮膚は水分や弾力性を失い，しわ・たるみが顕著になる．また骨・軟骨からもヒアルロン酸が減少するので，身長が低くなったり，腰が曲がって腰痛が出現するとも言われている．

美容外科医療の分野で，ヒアルロン酸は極めて頻繁に使用される注入剤である．その理由は何よりもその安全性にある．現在この医療分野で広く使用されるヒアルロン酸は，バイオテクノロジーの恩恵で，われわれの体内に存在するのとほぼ同様のものを生成することが可能である．そのため，こうしたヒアルロン酸を注入してもアレルギー反応等の後遺症がほとんど起こらない．

●ほとんど無痛で処置が終わる「ボトックス注入」

ボトックスとは，表情じわに沿ってボツリヌス毒素というタンパク質の一種を微量注射し，注射した部位の筋肉の働きを弱めることにより，しわを取り除く施術で

ある．額や眉間，目尻等が適応となる．

　注射の痛みは部位によって差があるが，ほとんど無痛的に処置が終わる．痛みに弱い方には希望により麻酔クリーム等を使用することもある．

　注射直後はポツンと注射跡が残るが，数日以内に綺麗に消えてしまう．処置後わずかに赤みを帯びる場合があるが，これは施術中の一過性の反応であり，自然に解消される．

●口腔内からアプローチする頰脂肪（バッカルファット）除去法の実際

小顔治療には次のような方法がある．

- **えら骨やほほ骨など輪郭を形成する骨を削る方法**……骨削り治療は治療の適応を選ぶ必要があり，全身麻酔を必要とする大がかりな治療になる．
- **咬筋量を減らす方法**……筋肉量を減らすにはボトックス注射を，咬筋と呼ばれるえら骨の上にある筋肉に打つと，顔下半分の輪郭がほっそりとする．
- **皮下脂肪を減らす方法**……顔下半分の筋肉上には皮下脂肪が存在する．皮下脂肪が厚い方には脂肪吸引が有効．耳の横に5mmほどの小さな切開を加え，そこから吸引管を挿入して適切に脂肪を除去すると，さらに小顔となる．
- **頰深部の頰脂肪を除去する方法**……いわゆる"下ぶくれ顔"を効果的に改善することも可能である．イラストを用いてバッカルファット除去治療を簡単に説明する．バッカルファットが存在すると，図6.9の左のように頰がやや下ぶくれ傾向となる．中高年以降を境に頰のたるみの一因となる．

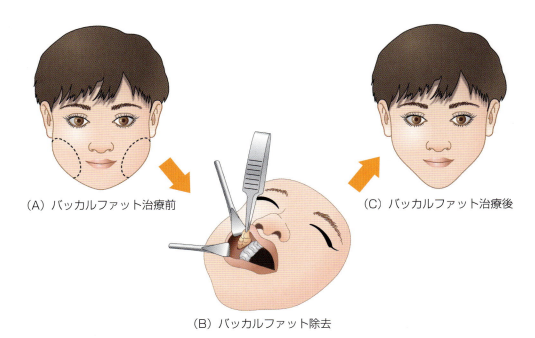

(A) バッカルファット治療前
(B) バッカルファット除去
(C) バッカルファット治療後

■図6.9：頰脂肪除去で下ぶくれ顔の改善

●頬脂肪（バッカルファット）除去手術

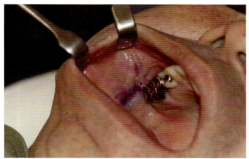
■写真 6.5：筋鉤にて口腔内の術野確保

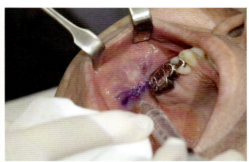
■写真 6.6：局所麻酔注入

　助手に筋鉤を把持させながら，十分に開口させ術野を確保する．時として患者は治療に臨む緊張で，治療前に血圧上昇を伴うことがある．その際は沈静剤の静脈麻酔で緊張緩和を図るが，沈静剤の投与は覚醒を保つように慎重に行うべきである．鎮静剤投与により，意識レベルが低下すると，患者は閉口しようとするため術野確保が困難となりかねないためである（写真 6.5）．

　進入ポイントは，上第 2 臼歯直上から頬に沿いながら下顎方向に 2 〜 4cm の直線切開とする（写真 6.6）．

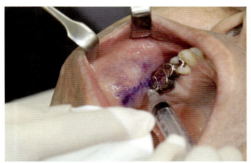
■写真 6.7：シリングに陰圧をかけ，注射針が血管内に刺入していないことを確認

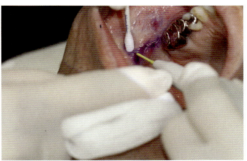
■写真 6.8：RF メスにて口腔粘膜の切開

　1%/E キシロカイン局所麻酔を 6cc 程注入するが，その際，時折注射器に陰圧をかけ血液の逆流がないことを確認する．バッカルファットには比較的太い静脈があるので，誤って血管へ局所麻酔剤が混入されると局所麻酔中毒症状を引き起こす可能性がある（写真 6.7）．

　RF メスで粘膜面に 2 〜 3cm の直線上切開を加える（写真 6.8）．

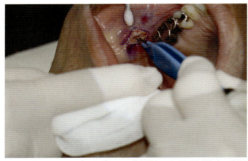

■写真6.9：バイポーラ鉗子による粘膜内毛細血管の止血

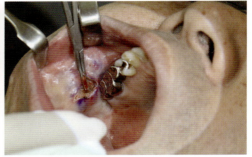

■写真6.10：バッカルファットを包む被膜の確保と切離

　口腔粘膜内は毛細血管が豊富にあり非常に出血しやすいので，バイポーラ鉗子で入念に止血を行う．入念な止血を怠ると，内出血やそれに伴う腫脹により解剖学的オリエンテーションがつきづらくなり，手術操作が困難になりかねない（写真6.9）．

　口腔粘膜下に到達すると頬筋繊維が現れるので，この筋繊維を頭尾側方向に切離しながら上下方向にも圧排してバッカルファット被膜を露出させる．露出した被膜をペアン鉗子で把持し，その遠端を切離する（写真6.10）．

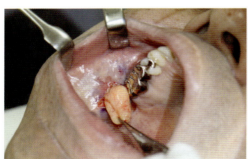

■写真6.11：バッカルファットの引き出し

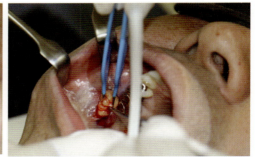

■写真6.12：バッカルファット内血管の止血

　バッカルファット被膜を切離すると，その内側からオレンジ色をしたバッカルファットが逸脱し始めるので，その遠位端を摂子で把持する（写真6.11）．

　バッカルファット内に存在する血管は脆く容易に出血するので，あらかじめこれらの血管をバイポーラで止血しておくと，内出血を伴うことなくバッカルファット除去が可能となる（写真6.12）．

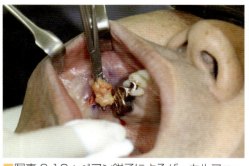
■写真 6.13：ペアン鉗子によるバッカルファットの把持

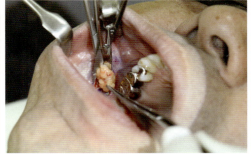
■写真 6.14：バッカルファットの切離

バッカルファット遠位端脱出部位をペアン鉗子で確実に把持する（写真 6.13）．

ペアン鉗子で把持されたバッカルファット遠位端脱出部位を摂子でつまみながら切離する（写真 6.14）．

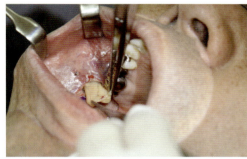
■写真 6.15：バッカルファットの牽引

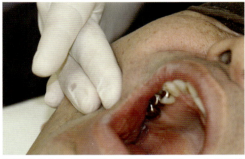
■写真 6.16：皮膚面からのバッカルファットの圧排

バッカルファット切離端を把持しながら適度な牽引を加え，進入口より余剰部位を抜去し，さらに切離する（写真 6.15）．

口を開閉させながら頬をマッサージし，バッカルファット余剰部位が口腔粘膜進入口に脱出するよう促す（写真 6.16）．

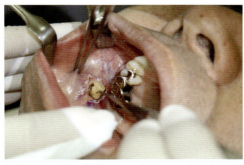
■写真 6.17：余剰バッカルファット有無の確認

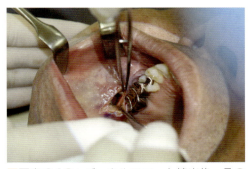
■写真 6.18：バッカルファット摘出後，その近位断端面の確実な止血の確認

バッカルファットが頬上部，中部，下部から均等に摘出されるよう，マッサージによって圧出された部位に可動性があるかどうか確かめる．十分な可動域がある場合は余剰部位と見なしさらに摘出するが，可動域がない部位は咬筋や皮下深部付着部位に近づいているので，無理に摘出を行うべきではない（写真6.17）．

バッカルファット深部からの出血がないか，進入口内部を慎重に確認する．その際バッカルファットが存在した箇所の深部に咬筋が観察される（写真6.18）．

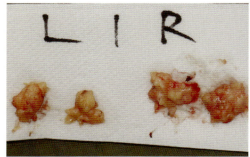 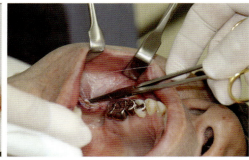

■写真6.19：摘出されたバッカルファット　　■写真6.20：口腔粘膜切開創の縫合

摘出された左右バッカルファット量を比較する．この症例のバッカルファット量は右＞左であるが，治療前座位で撮影された写真を確認すると，右頬が左頬より大きく摘出量差と矛盾していないので，これで除去終了とする．治療前写真とバッカルファット摘出量が明らかに矛盾する場合は取り残し等が考えられるので，再度マッサージ等を施しながら余剰バッカルファットの有無を確認し，余剰部位がある場合は適切に除去する（写真6.19）．

6-0ナイロン糸で粘膜を2～3針縫合し，閉口時にも異常がないことを確認して治療を終了する（写真6.20）．

●頬脂肪（バッカルファット）除去の症例

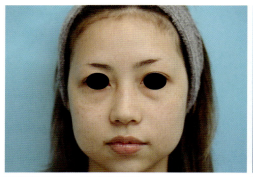 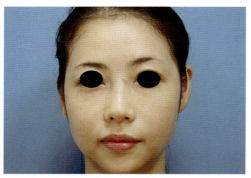

■写真6.21：治療前正面　　■写真6.22：治療1カ月後正面

頬の膨らみ（たるみ）が気になり，解決策を求めて来院．

●診察

治療前写真 6.21 の如く，両頬の膨らみとこの膨らみが原因で，軽度の頬下垂（たるみ）．その膨らみは写真に示された如く右＞左．また頬のたるみにより，軽度のほうれい線の発生を認める．

●治療方針

年齢が 29 歳と若く，頬のたるみ症状は軽度だが，その原因は比較的多量の頬脂肪と診断．治療は口腔内からアプローチする頬脂肪除去法が適切と判断し，治療を行った．

●治療後の評価

治療 1 カ月後の写真 6.22 を観察すると，頬のたるみ，ほうれい線ともに治療前と比較して大幅に改善している．従来まで頬のたるみ解消は，耳横で皮膚を切開し，その皮膚を引っ張り上げる，いわゆる"フェイスリフト治療"のみであったが，下眼瞼のたるみと同様，頬のたるみも実際は皮膚のたるみがその主たる原因ではない．頬がたるんでみえるのは頬深部に存在するバッカルファットの加齢に伴う下垂が顔面下部を膨張させているのがその本当の原因である．したがってその治療は，下垂したバッカルファット除去を優先的に行うべきである．

　本症例の如く若年層に発症する頬のたるみは，フェイスリフトよりも頬脂肪（バッカルファット）除去治療を優先的に行うべきである．また若年時に頬脂肪除去を行っておくと，中高年世代になった際に顕著になりやすい頬のたるみの予防となる．頬脂肪除去後に頬の窪みや凹みを危惧される方がいるが，本症例の如く適切な治療を行うと，そういったことは起こらない．その理由は，除去する頬脂肪は口角に下垂

〈頬脂肪（バッカルファット）治療の経時的変化〉

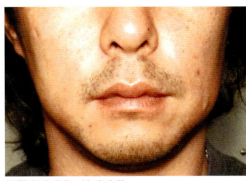

■写真 6.23：治療直後

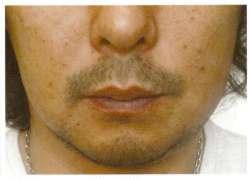

■写真 6.24：治療 3 日後

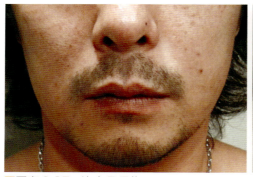
■写真 6.25：治療 5 日後

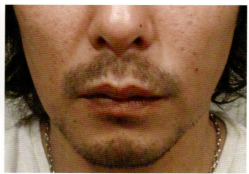
■写真 6.26：治療 7 日後

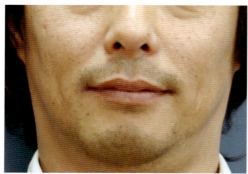
■写真 6.27：治療前

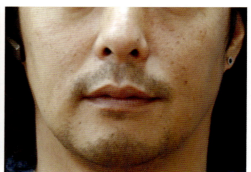
■写真 6.28：治療後

し，膨らんだ部位であって，その上部の平坦部から摘出しないからである．

次に，治療を受けた患者の経過についてその経過（写真 6.23 〜 6.28）を列挙する．通常腫れは治療直後より治療後 2 〜 3 日目に腫れのピークを迎えることが多い．その後次第にその腫れは解消され，写真 6.26 の如く治療後 7 日目程度からほぼ正常レベルまで戻ることがわかる．患者の治療前写真 6.27 と治療後写真 6.28 を比較すると，下顔面のリフトアップ，小顔効果が認められた．

●頬のたるみが限界を超えた場合は「フェイスリフト治療」

しわやたるみなど顔の老化現象に対応するには，以下のようにさまざまな治療法がある．

①すでに出来ているしわにはヒアルロン酸などの注入物質が有効．
②目尻眉間，額などの表情じわには，しわの筋肉の力を弱めるボトックスが非常に効果的．
③顔全体の皮膚の活性化，若返りを図るには美容クリーム，ビタミン C 導入，ケミカルピーリング等の美容皮膚科的治療も有効である．
④最近では，メスを使わないしわとり治療として，特殊な波長のエネルギー（ラジオ波）を皮膚に当てることで，フェイスリフト治療に近い効果を期待出来る

装置「サーマクール」や超音波を用いた「ウルセラ」等が開発されている．今後その効果がどの程度有効であるか期待されている．
⑤ケーブル（糸）を用いた「アプトスリフト」と呼ばれる治療もある．アプトスリフトは皮下組織にポリプロピレンという糸を埋め込むことで皮下組織の結合組織を活性化させ，たるみを改善させる．この方法は現状のたるみを引き上げ，たるみの予防に有効とされる．また，ポリプロピレンではなく，時間とともに吸収される吸収糸を用いたケーブルリフトもトラブルが少なく人気がある．

頬のたるみが軽度であれば，上記のような治療にてある程度改善することは可能である．しかし，頬のたるみがある程度の限界を超えると，こういった治療にて頬全体のたるんだ容貌を隠すことは出来なくなってくる．そのため，頬のたるみをさらに効果的に改善したいのであれば，フェイスリフト治療が勧められるが，フェイスリフト治療は年齢や症状に応じてさまざまな治療法がある．

頬のたるみが起こる原因を知るには，顔面構造を理解する必要がある．顔は骨，筋肉と顔面筋を覆うSMAS（Superficial-Mascular-Aponeurotic-System）と呼ばれる表在性筋膜，脂肪を含んだ皮下結合組織，そしてその上を覆う皮膚から出来ている．顔をふれるとわかるように，額や鼻，頬骨の上は筋肉や脂肪を含んだ皮下組織が少ないため，皮膚の下にすぐ骨をふれることが出来る．

したがって，顔のこういった部分が極端にたるむことはない．では，骨がふれず，筋肉，皮下脂肪が多い場所はどこかと言えば，それは頬である．人間は老化とともに筋肉や結合組織中にある繊維が弾力性を失い，重力に負けてたるみが出現する．その際，一番たるみやすいのは筋肉，脂肪，結合組織などの軟部組織で構成される頬と考えられる．

加齢に伴う顔のたるみは，皮下組織容量の多い顔面下部（頬）に発生しやすいが，そのまま放置すると最悪の場合，まるでブルドッグのように，頬のあたりが伸びきった様相になってしまう．一度たるんでしまった皮膚は手術以外の方法ではなかなか元に戻らないため，こういった場合はフェイス・リスト手術の適応となる．

また頬がたるむと，側頭から口角にかけて特徴的な皮膚線条，いわゆる"ほうれい線"が現れ，その結果，口角が下がったように見え，年齢を感じさせる容貌になりやすい．頬のたるみは体質や生活習慣による個人差もあるが，早い場合，30歳代後半から40代にかけて出現する．

●ミニ・フェイスリフト手術の実際

ここでは，フェイスリフト手術の中でも低侵襲であるミニ・フェイスリフトについて解説する．

青いマーカで示されたヘアーライン内から耳前縁へ延びる"逆くの字"がこのフェイスリフトの皮膚切開ラインである．頬部へかけた円状のデザインは皮膚剥離範囲，その中

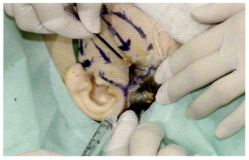
■写真 6.29：皮膚切開線への局所麻酔注入

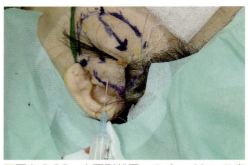
■写真 6.30：皮下剥離層へのチュメセンス麻酔の注入

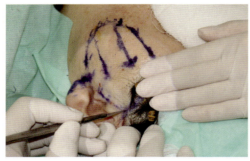
■写真 6.31：脂肪吸引管挿入のための進入口の作成

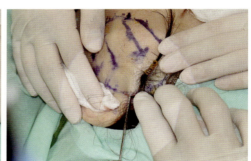
■写真 6.32：脂肪吸引管の挿入

にある斜め直線上の矢印は皮膚挙上方向を示している．皮膚切開線上には 1.0%／E キシロカイン局所麻酔剤を注入する（写真 6.29）．

皮膚剥離部には 0.2～0.25%／E キシロカイン局所麻酔剤を均一に注入することで皮下脂肪組織を膨らませる．この局所麻酔注入法はチュメセンス法と呼ばれ，剥離面の同定および剥離を容易にする（写真 6.30）．

耳前縁上部に 11 番メスで小さな進入口を作る．この追加は耳上部で切開線が側頭部方向と耳下部方向へ枝分かれする境界部に置く（写真 6.31）．

進入口から皮下脂肪層へ直径 2mm の脂肪吸引用カニューレを挿入し，青マーカーで示された範囲で皮下脂肪層剥離および脂肪吸引を行う（写真 6.32）．

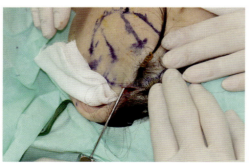
■写真 6.33：脂肪吸引管の皮下層への進入

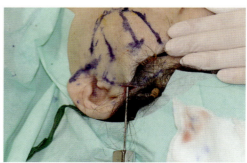
■写真 6.34：皮下層剥離範囲内での脂肪吸引の実施

皮下脂肪層での剥離・脂肪吸引は上方向から尾側へと扇状に行う（写真6.33）．

カニューレは常に皮下脂肪層に平行に挿入することを念頭に置き，決して深部筋層に到達しないよう十分に注意して行う（写真6.34）．

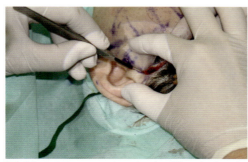
■写真6.35：フェイスリフト手術のための皮膚切開

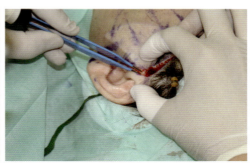
■写真6.36：皮下切開線部の完全止血

皮下脂肪層での剥離・脂肪吸引終了後に，カニューレ進入口部位から皮膚切開を行う（写真6.35）．

同部位には浅側頭静脈が縦走するので，切開創は最初出来るだけ浅く行い，確実な止血操作を行いながら，少しずつ切開創を広げる（写真6.36）．

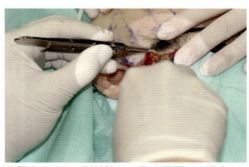
■写真6.37：剥離鋏による皮下層への進入

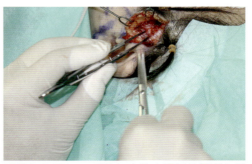
■写真6.38：二爪鉤による皮下層の展開と剥離範囲の拡張

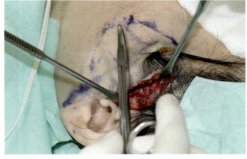
■写真6.39：皮下層剥離範囲の皮膚デザインとの一致確認

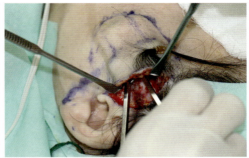
■写真6.40：皮下層内で剥離鋏による皮膚デザインとの一致確認

まずピンセットで皮膚切開創近位端を把持しながら，鈍先端の剥離鋏にて皮下脂肪層剥離を行う（写真 6.37）．

剥離層が SMAS 上層であることを確認し，二爪鉤で皮膚を把持しながら剥離範囲を広げる（写真 6.38）．

長径鋏を皮膚上に置き，先端到達点位置を確認する（写真 6.39）．

次にこの鋏を皮下層に挿入し，先ほど皮膚上の確認位置まで剥離が到達したことを確認する（写真 6.40）．

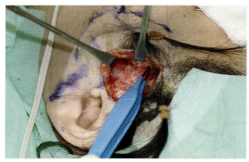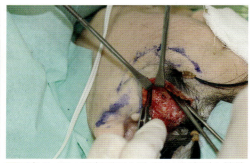

■写真 6.41：SMAS 層の止血確認　　■写真 6.42：吸収系による SMAS 牽引と縫縮

筋鉤で剥離された皮下層内を引き上げ，肉眼で出血点の有無を確認する．出血点があれば，バイポーラ鉗子で確実に止血する．また皮下層内確認の際，残存した靱帯組織も肉眼下で丁寧に剥離する（写真 6.41）．

3-0 PDS 糸を剥離皮膚下の SMAS 前上方にかけ，皮膚にデザインされた斜め上方向に牽引・縫縮する．同様の操作を SMAS 後下方にも随時行う（写真 6.42）．

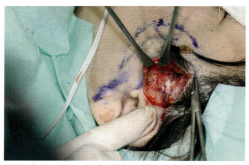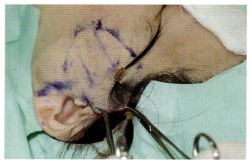

■写真 6.43：前上方から後下方での SMAS 縫縮　　■写真 6.44：余剰皮膚の斜め上方への牽引

この縫縮操作は SMAS の緩みが完全に消失するまで下方から上方に向けて 2～3 箇所にて段階的に行う（写真 6.43）．

コッヘル鉗子で皮膚上にデザインされた斜め上方向に皮膚を牽引する（写真 6.44）．

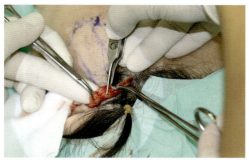
■写真 6.45：余剰皮膚切除幅の決定

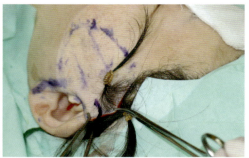
■写真 6.46：皮膚切除縦幅のマーカーによるデザイン

ピンセットを用いて皮膚を切開線上で折り返し，余剰皮膚切除幅を決定する（写真 6.45）．

余剰皮膚切除幅が決定したらマーカーで切除幅をデザインをする（写真 6.46）．

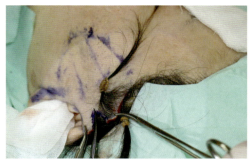
■写真 6.47：余剰皮膚の縦方向切開

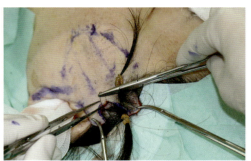
■写真 6.48：皮膚牽引をしながら，ステイスーチャー固定部位決定

鋏でその幅で皮膚縦切開を行う（写真 6.47）．

この余剰皮膚に加えた縦方向切開線と先の皮膚切開線の交差部位に 3-0 黒ナイロン糸でステイスーチャーを加える（写真 6.48）．

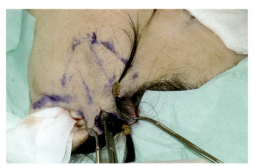
■写真 6.49：皮膚挙上位置でステイスーチャー固定

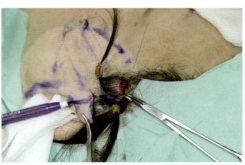
■写真 6.50：横方向の余剰皮膚切除幅の決定

皮膚挙上を得るための余剰皮膚切除幅が正確に決定される．ステイスーチャーは皮膚遠位両端をコッヘル鉗子で斜め上方に最大限に引っ張りながら行う（写真6.49）．

マーカで余剰皮膚横切開線のデザイン線を引く（写真6.50）．

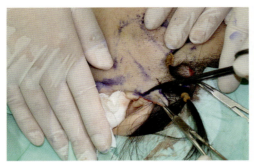
■写真6.51：耳側余剰皮膚の切除

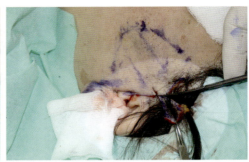
■写真6.52：鼻側余剰皮膚の切除

そのライン上で皮膚切除を行うが，切開後は縫合する皮膚の輪郭に合わせてカーブをつけながら行うようにする（写真6.51）．

ステイスーチャーを挟んで左右で同様の操作を行う（写真6.52）．

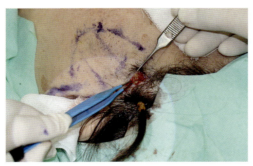
■写真6.53：皮膚切除面の止血

余剰皮膚切除面の止血操作も確実に行う（写真6.53）．

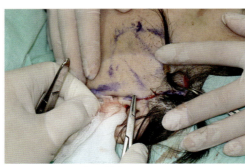
■写真6.54：皮下縫合

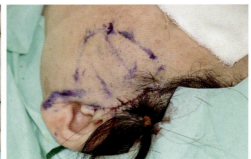
■写真6.55：皮膚縫合

皮膚縫合は 5-0 PDS 糸での皮下縫合と，6-0 黒ナイロン糸による皮膚縫合の 2 層縫合を行う（写真 6.54，写真 6.55）．

　本操作の如く，皮下層内で確実な止血操作を行えばドレーン設置は必ずしも必要ではない．但し患者にはガーメントによる圧迫固定を 24 時間行うよう義務づけた上で，翌日必ず来院させ血腫の有無を確認することを怠ってはならない．

●フェイスリフト治療を含めた顔，首のしわ，たるみ，しみ治療の症例

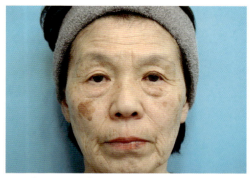
■写真：6.56（上・下眼瞼のたるみ治療前）

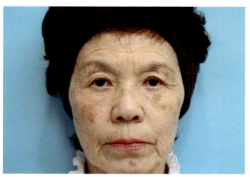
■写真：6.57（上・下眼瞼のたるみ治療後）

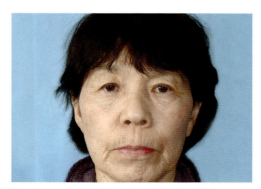
■写真：6.58（フェイスリフト治療後）

　女性 71 歳の症例．経過としては 40 代後半頃から顔全体のしわ，たるみ，しみが気になってきた．症状は年齢を重ねるにつれ著しくなり，家族や周囲の人から，"実年齢以上に上記症状を指摘されるようになった．年相応の状態まで，症状が改善するのを求めて当クリニックに来院された．

　上・下眼瞼形成術・治療前後写真 6.56 と写真 6.57 を比較すると，上・下眼瞼のたるみが改善した．

　上・下眼瞼症状が改善すると，それ以外の顔面のたるみ症状が気になりだし，さらに進んだ治療を希望した．これらの症状を分析すると以下のようになる．

　しわ：額，眉間，目尻，ほうれい線，口元に認められる．

たるみ；上瞼のたるみ，頬のたるみ，首のたるみ．
しみ；右頬に直径15mm程度のしみ．

●治療方針

1) 額のしわ；上瞼のたるみが強く，瞳に覆い被さった皮膚を眉毛を持ち上げるために，額の筋肉が過剰に収縮させることが原因．上瞼のたるみ治療とボトックス治療を併用する．
2) 眉間，目尻のしわ；眉間と目尻にしわを寄せる癖があるため，ボトックス注入．
3) 上瞼のたるみ；皮膚自体のたるみが強いので，皮膚切開法による上眼瞼形成術．
4) 頬と首のたるみ；皮膚，皮下組織（SMAS）のたるみが強く，首・頬のリフト治療を行う．
5) 右頬しみ（直径15mm）；Qスイッチレーザーによるしみ除去治療を行う．

治療1カ月後の写真6.58を観察すると，額，目尻，眉間のしわが大幅に改善している．頬と首のたるみも，フェイスリフト治療により，大幅に改善されている．また，右頬のしみもほぼ解消された．

●フェイスリフト治療に伴うリスクおよび治療後の回復過程

フェイスリフト手術は皮膚切開および皮下組織剥離を行うので，生体への侵襲が比較的大きい治療である．したがって，その手術後には以下のような注意を怠らないことが肝心である

フェイスリフト治療に伴うリスクとして，**①内出血，②感染症，③治療後の一時的な皮膚知覚鈍麻等**が想定される．

①内出血；内出血は治療後6〜12時間で，局所麻酔に含まれた血管収縮剤の効果が減退した後に起こることがある．高血圧症のある方，血小板機能の弱い場合，脳卒中や心筋梗塞予防のためにアスピリンやパナルジンと呼ばれる抗凝固剤を常時服用されている場合は，健常人よりやや内出血の起こる可能性が高くなる．このような疾患がある場合は，治療前にしばらく服用を止めるなど適切な処置を行うことで，内出血の発生を予防できる．

②感染症；治療後に発生した内出血を放置すると，その後感染症が併発することが希にある．内出血が起きた場合，すみやかに治療を行った医師に連絡し，適切な処置を行うと，感染症の発生を予防できる．

③治療後の一時的皮膚知覚鈍麻；皮下組織（SMAS）や皮膚の剥離に伴い，皮膚知覚神経末梢枝が一時的傷害が発生することがある．しかし，末梢神経は治療後3〜4カ月程度で再生するので，この知覚鈍麻も同程度の期間で解消される．熟練した医師が適切な治療を行うと，こういったリスクを回避することが出来る．

治療後の処置として，耳後部から頸部にかけて，包帯と圧迫用バンドで固定する．

この固定は治療後2日間ほど行う．治療翌日は，内出血予防のために挿入したドレーン管を抜去する．

治療後の腫れは治療後1〜2日をピークとして約1週間程度でほぼ落ち着く．皮膚に内出血による赤みを帯びた着色を伴うこともあるが，治療後10日程度で着色は消退してゆく．

抜糸は治療10日後以降に行う．治療後3〜4週間程度，患部に軽度のむくみ症状を認めるが，時間とともにに解消し，治療後1ヵ月程経過すると，次第に良好な結果が得られる．

第7章 クリニック経営の現在と将来展望

7.1 新時代の患者ニーズに応える美容外科医療

●美容外科コンセプトの過去と現在を比較すると……

　一般医療と異なりサービス業に近い美容外科医療のマネジメントの動向は，市場原理によって左右される．インターネットの発達とともにクリニックも特化型へと変わり，独自のスタイルを作り出す生き残りをかけたサバイバル戦の展開になったと言ってもよい．そして，この環境は治療を受ける側にとっては優位な状況となり，医師が患者に選ばれる状況に逆転したということも出来る．

　昭和から平成に移り変わる二十年程前には，近い将来，日本は医師過剰になると予測され，医学部定員の削減が行われていた．しかし，その予想とは裏腹に現在の日本は医師不足に陥っている．その理由は，女性医師が増加したものの，結婚後に医師の仕事を辞めたり，新たな医療分野が広がって，医師のニーズが予想以上に高まったことが原因として考えられている．

　また，それ以上に医師不足に影響を及ぼしたのが，医療検査技術等の急激な進歩である．その結果，治療，検査手技に携わる医師が大幅に増え，我が国で必要な医師全体数が予想以上に不足してしまったのである．

　このように，医療一般の検査技術にはめざましい進展があったが，美容外科のようにあまり検査を必要としない領域では，こうした技術革新は"日進月歩"というほどのめざましいものではない．再生医療など新たな技術も導入されつつあるが研究段階で，実用化までには至ってないのが現状である．

　我が国は高度経済成長時代の，いわゆる"産めよ増やせよ"の大量生産大量消費時代を経て，バブル経済とその崩壊を経験し，右肩上がりの経済社会に終焉を告げた．その後に訪れたのは急速な少子高齢社会と長引く不況感であり，そのために以前とは正反対に"量より質"の時代に転換したとも言えるのである．

　次表7.1は，美容外科コンセプトの過去と現在の比較をしたものだが，美容医療の中でも美容外科領域では飛躍的技術革新はなかったものの，そのコンセプトは変

	過去の治療	現在の治療
・回復速度	比較的長期	短期
・技術	侵襲大	低侵襲
・異物挿入	＋	－
・結果	変化大	より自然

■表 7.1：美容医療の技術的革新

化している．

　表 7.1 で見る通り，現在は低侵襲で回復が早く，比較的自然な治療結果が得られる技術に変わりつつある．また，過去に豊胸や隆鼻治療で用いられたシリコンプロテーゼなどの固形異物の使用頻度は減少し，それに代わってより安全なヒアルロン酸などの注入物が用いられるようになった．

　その理由は前述のように，現代社会は"量より質"の時代に転化し，人々がより繊細で，洗練された結果を期待するようになってきたからである．

　このような新しい時代のニーズに応える美容外科治療を以下に整理すると，

①上眼瞼のたるみ：二重埋没法を用いた上眼瞼形成術
②下眼瞼のクマ（くま），たるみ：目の裏から行う下眼瞼形成術
③上眼瞼下垂：目の裏から行う上眼瞼下垂治療
④部分やせ：メソセラピー（脂肪分解注射），脂肪吸引
⑤顔の凹み等：自己脂肪組織注入
⑥顔のたるみ：バッカルファット除去，小切開法を用いたフェイスリフト
⑦それ以外併用治療：ヒアルロン酸，ボトックス，ケーブルスーチャー
⑧補助治療：サーマクール，フラクセル，フォトフェイシャル

などをあげることが出来る．

　これらの治療法は，いわゆるメスを用いた"切って治す"従来の美容外科手技とは異なり，上記表の基準を満たした現代人のニーズにマッチしている．当クリニックでは開業以来 10 年に及ぶ時間が経過しているが，こういったコンセプトで治療を行っている．

　一般社会では"石の上にも三年"との諺があるが，クリニック開業の場合は 3 年では安定は得られず，少なくとも 5〜7 年間，経営維持がなされてようやく顧客層が厚くなり，安定軌道に乗ると言われている．これはこの医療の諸先輩方の「共通の見方」だったので，私も当初 5 年間を目標期間において精進し，現在のところは

何とか"安定軌道"に乗り始めたと実感している.

　クリニック経営は決して気を抜けない事業であるが,逆に,患者一人ひとりのニーズに全力を傾け,日々細心の注意で配慮を怠らず診療をこなしていけば,多少の社会情勢の変化にも揺らぐことなく安定した経営環境を維持できると考えている.

7.2　クリニックの独自性の構築にふれて

●患者が医師を選ぶ"クリニック吟味"時代

　医療の世界では,患者と医師の関係が大きく変容し,医療を提供する側が優位だった時代が終わりを告げ,「患者が医師を選ぶ時代」に転換したと言ってよいだろう.

　それはインターネットを始めとする情報化社会の恩恵で,治療に興味を持つ患者が多くの情報を得るようになり,病院で実際に医師の診断を受ける以前の段階で,情報摂取や判断が可能となり,「クリニックの選択吟味」が出来るようになったからである.

　ありていに言えば,患者は医師の信頼度や技術はもちろんのこと,"痛みが少なく,安全で,腫れないといったより良い治療"を常に探しているのである.

　こうした趨勢の中で,近年,美容医療の世界においても需要供給のバランスが崩れ,供給過多状態に陥っているが,クリニック存続に直結する売り上げも,景気動向にも影響されやすく,十分な思慮と対策・方針のもとに診療活動を続行していかなければ,クリニックの安定維持は困難となってきている.

　そこで,こういった過当競争時代における「クリニック存続のポイント」について以下に,私なりの考え方・実践をまとめてみた.

●医療技術の進歩とともに低侵襲となった美容医療

　患者を誘導集客する決定的なクリニックの独自性,他院にはない"個別の強み"といったものがなければ,持続的に患者に来院してもらうことは困難である.当クリニックの場合,銀座周辺だけでも30施設以上の美容外科系クリニックが多数存在する.それだけに特徴的な個別治療を確立して行わなければ,患者(顧客)は低価格のクリニックを選択し始め,価格競争に陥るという悪循環の経営環境に置かれている.

　つまり,銀座で病院経営を行うということは,「個性として・技術として・際立つ」ことを指すと言ってよいだろう.いわゆる差別化された個々のクリニックの特徴は,独自の技術の場合もあれば,他には類のない行き届いたサービスのこともあり,いずれにせよ,他院と異なる独自の顧客ラインを確保することが安定経営には不可欠となる.

かつての美容外科治療は，皮膚切開を用いた侵襲度の高い治療が一般的であったが，こうした治療は傷口が残り，リスクも大きいので，いまや必ずしも万人に受け入れられるとは限らない．たとえば，若返りのためのフェイスリフト治療に興味を持ったが，耳横の皮膚切開を行うことを知らされ，治療を躊躇したという事例は頻繁にある．そのため皮膚切開を用いずに，ほぼ同様の治療結果が得られる負担の少ない「低侵襲性治療」に移り変わってきている．

　「誰にも気がつかない程度に回復する低侵襲治療」であれば，患者の治療動機も「ごく軽い気持ち」で診察を受け，通院者の間口も広がる．そのため，一部の深刻に思い詰めた患者のケースだけではなく，皮膚切開をためらうような一般の人も治療を受けてみたいと思うようになったのである．

　かつては侵襲度の高い治療をも厭わない限定された人たちの美容医療は，医療技術の進歩とともに低侵襲となったおかげで，一般人までその裾野を広げよりオープンなものに変容をとげたと言える．したがって，この業界へ新規参入しようとするクリニックは，こういった低侵襲性治療を主体に新規顧客層を開拓するべきである．

7.3 患者と医師との信頼関係の持続的育成

●「患者満足度」の高い治療の第一前提は安全性

　美容医療の裾野が大きく広がり始めると，この業界にビジネスチャンスを見出し，ありとあらゆる美容医療機器，材料メーカー等の業者が次々と現れ参入してくる．その中には，医学的根拠の裏づけがないにもかかわらず，"一攫千金" のみを狙って無責任に参入してくる者がないとは限らない．

　この場合，患者はあくまでも専門家である医師を全面的に信頼した上で，提供される医療を受けるから，安全かつ効果的な医療機器，材料を取捨選択することも，クリニックの責任が問われている．目先の利益や派手な宣伝等に迷うことなく，医学的根拠に基づいた安全性と効果のあるもののみを提供することを医師は肝に銘じるべきだろう．

　医療行為はあくまでも患者のメリットを第一優先に行うべきであり，決して営利優先に行うべきではない．患者と良好なコミュニケーションを図り，共に感動や喜びを分かち合いながら治療を行うといった共生感，持続的な関係の育成がクリニックの評価を決定づけ，集客に結びつく．それが安定したクリニック経営にとって最も大切な要素となる．

　営利目的が優先した診療を行うと，診療料金を支払う側である患者はクリニック側の姿勢を敏感に察知し警戒心を強めるものである．そうなると，本来患者の紹介で広がるはずの集客が滞り始め，広告宣伝にて新規顧客を開拓せざるを得ない．一

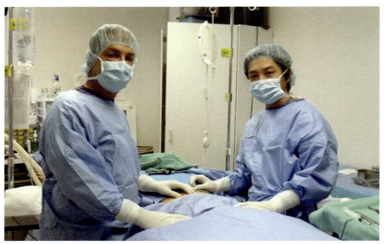

■写真 7.1：Dr. パスカルと，米国ハワイアロハクリニックにて
　ここでは「安全」を第一にした医療についての手術研修が行われている．

般的に広告宣伝費は高額なので，クリニック運営経費上重くのしかかり，その経費獲得のためさらに営利目的に診療を行わざるを得なくなる悪循環に陥ってしまうのである．

　つまり，美容医療クリニックの経営で「一攫千金」を狙うことは不可能であり，そんなことをすれば逆に自分の首を絞め，本末転倒の結果を招いてしまう．適切な治療のみを行えば早期からの売り上げにはつながらず，地道な努力と忍耐が必要となるが，"急がば回れ"という諺にある通り，患者のためになる治療を地道に継続し，良い評判を増やすことで自然に患者が増えるような良循環をめざすべきであろう．時間をかけて培った信用が次第に実を結び，結果的に安定経営への近道となる．

　「患者のためになる治療」とは，安全性重視を第一前提に行う治療のことである．われわれ医師，特に外科医は手技的な向上を重んじる傾向があり，より高度なテクニックを学んだり，自分たちが経験したことのない新しい手技を体得しようと一生懸命になる．そして，そのような技術を臨床の場で挑戦，実践することに仕事のやりがい，達成感を見出すことが少なくない．私の場合も，米国ハワイ・アロハクリニックで得た医療研修や担当医師から受けた指導は，日本の土壌にはない発想や技術の蓄積を見せつけられ，まさに先端の現場を"体感"させられた（写真7.1）．

　しかし，技術や経験に乏しく，治療行為が患者に副作用や後遺症をもたらす危険性をはらんだものであれば，決して挑戦的な治療を行うべきではない．

　ではどのように患者に恩恵をもたらす安全かつ高度な技術を体得，実践できるのであろうか．それには先人たちが過去に培った安定した技術をまず最初に学んだ上で，その技術に自分なりの改良を少しずつ加え，それを検証していくべきであろう．

　あまり経験したことのない手技に挑戦し，万が一事故などを起こすとどのような行く末となるか．美容医療はあくまで本人の希望による治療（elective treatment）

であり，健康な方々を相手にしている．救命目的とした通常手術とは異なり，こういった健康な方々に万一後遺症等が発生すれば，それは健康を不健康に陥れたと言い換えることが出来，その代償は計り知れず大きい．また，そのような事故が発生すると，社会的事件として報道等で大きく取り上げられ，業界自体の規模を縮小してしまう恐れがある．そのため，くれぐれもこの業界に携わるわれわれ医師たちは，安全性を第一優先に診療すべきである．

7.4 心のケアとしての特性を持つ美容医療の真価

●患者の生活の質の向上に大きく貢献できる可能性

　保険診療は病人を治療するため，社会貢献のための医療として認識されやすい．一方，美容医療は通常の保険診療と異なり，いわゆる"病人"を扱うのではないので，ややもすると人助けより収益優先ビジネスと誤解されやすい．しかしながら，美容医療の現場に携わる者としてここは疑問の余地があるところである．

　美容医療は外科であると同時に心のケアである側面を大きく持っている．容姿の悩みを持つ方に寄り添い，適切な治療を施し，その心の悩みを解消できたとすれば，美容外科は患者の生活の質の向上（QOL）に大きく貢献できる可能性を持った医療でもある．

　美容医療は自由診療で行われるため，安定した収益を維持することが予想以上に難しく，いわゆる"儲け主義的"な経営方針で営業を行う施設も少なくないが，通常の医療に劣らない潜在的価値を有しているだけに，単に営利目的で行うのではなく，患者の心を解き放ち生活の質を向上させるというメリットを最優先に診療を行うべきなのである．

　「美」とは心にあるイメージ，患者本人の心に棲む仮構されたあこがれである．だからわれわれが「美」を整形し，仮構を現実化する作業は，いわば心の修復であり，その点で美容医療は心のケアを目的とする治療なのである．

　私はこのような取り組みから，美容医療の領域を意識化し，社会的評価が高まるよう努力していくことがわれわれ美容医療に携わる医師たちにとって最重要課題だと考えている．

　ところで，もう一つ美容医療の社会的評価を高める方向づけがある．それは医師の世代間の良好なコミュニケーションづくりということである．

　外科医として最大限に能力を発揮できるのは個人差があるとは言え年齢的には30〜60代にかけてであり，その能力を永久に維持することは不可能である．その理由は視力や集中力持続時間の短縮など加齢に伴う体力的衰えが誰しもに訪れるからである．

以上の理由で外科医がメスを置かざるを得なくなったとき，われわれが過去に培った技術や経験を過去のものとして封印してしまうのではなく，これを次の世代を担う若い外科医たちに継承しなければならない．

たとえばお隣の国，韓国では世代間ギャップがなく，各世代の医師たちが良好なコミュニケーションを保ち，積極的な学会活動等を通してこの業界自体の維持発展を試みている．

我が国でも熟練医師たちが既得権益にのみ固執することなく，次世代の育成に力を注ぐ時期がきている．こういった「奉仕的努力」が巡り巡って社会的評価や名声といった形でこの医療にかかわったわれわれ医師たちに還元されるであろう．

7.5 美容外科医療の「認知度」とネットの世界

●美容外科医療の特性と広報活動

近年，インターネットによる情報化社会が急激に到来し，美容外科医療はその多大な影響を直接的に受けるようになった．

通常医療の場合，誰にでも起こり得る疾患を対象とするため，ある人が病院に通っている事実を周囲の人たちが認知しても何ら問題にならない．したがって適切な治療をする医師の認知度は，口コミで自然に広がるので，特別な宣伝広告をしなくとも患者は次第に増加し，安定経営に結びつくであろう．

ところが美容外科医療の場合，通常疾患を対象とせず，守秘性の高い内容を扱うので，治療を受けた人たちはその事実を口外したがらない．たとえ美容外科医療の恩恵により若返ったり，美しくなっても，その喜ぶべき結果を自らが他人に口外することは希である．

それは，われわれには自尊心（プライド）が備わっており，美容外科医療によって美しくなったと言われるより，元来美しかったと言われる方がその価値は格段に高いと考えるからであろう．

また厄介なことに嫉妬心を兼ね備えたわれわれは，誰かが美容外科治療の結果，美しく変貌したことを知った途端に「あの綺麗さは美容外科手術を受けたから」といった噂話をして貶めたがるだろう．そのため本人はどれほど治療結果に満足していても，その事実をひた隠しにするのである．

このように美容外科で扱う内容は，われわれの自尊心の存在により守秘性が極めて高いので，いかに名医であろうとも，通常医療のようにいわゆる"口コミ"で認知度が広がる可能性が低い．したがって美容外科医療をビジネスとして成立させるには，何らかの宣伝手段によりその認知度を高める以外に方策はないのである．

従来，美容外科分野の宣伝広報は，テレビ・雑誌などのマスコミ媒体が主体であっ

たが，テレビ・雑誌への広告掲載は，必ずしも効率的な宣伝手法ではなかった．美容外科医療は，その行為を求める限定された人たちのものであり，それを必要としない多くの人々にはほとんど関心のないものだからである．テレビ・雑誌で広く一般に宣伝を行っても，そのために費やした経費の多くが無駄になっている側面がある．

●情報化社会と美容クリニック

そこに登場したのが，いわゆる「IT（情報技術）革命」で出現したインターネットによる宣伝手法である．先述の如く宣伝効率があまり高くないマスコミ媒体に比べると，インターネット広告の宣伝効率は明らかに良い．インターネット広告はその情報を必要としている人のみに直接伝えられるという特徴があるため，広告経費のロス，無駄が少ない．

またインターネット検索は人知れず行えるので，守秘性の高い美容外科医療と馴染みがよく，この検索手段が出現した途端，この医療に興味を示すほとんどの人たちがインターネットを用いた検索を最優先に行っていると言っても過言ではない．

このように情報を提供する側と，それを享受する双方にとって大変有用なインターネットだが，この便利な道具に依存し過ぎると足をすくわれる恐れもある．それは時代とともに進化するインターネットが情報過多になりつつある危惧である．

インターネットは発信元が伝えたい情報を，たとえその情報の真偽のほどが定かでなくともいつでもどこでも簡単に掲載可能である．情報の信憑性が著しく欠ける場合であっても何ら検閲を受けることなく，その情報はネット上に記載されっぱなしの状態となる．

さらにネット発信の最大の欠点の一つは，匿名で発信された記載が，所在のわかる責任がある記載と入り交じって掲載されることである．匿名での記載は，記載者がその記載に何ら責任を問われないため，その場の思いつきや感情で書いた内容が多く，その信憑性に関しては極めて疑わしい場合がある．

そうした無責任な記載が，誠意を持って書かれた責任ある記載と同等に掲載されているインターネットは，真偽が入り交じった"玉石混交"の状態に陥っている．

正しい情報とそうではない情報が同様に掲載され，しかも日に日に情報量が増え，もはや情報が氾濫しているインターネットから正しい情報を入手するのは予想以上に困難である．さらにインターネットでは情報を改ざんすることも決して不可能ではない．

患者が自ら興味のある治療内容を行うと，どのように変化するのか具体的に知る手段としては治療前後の症例写真が最も有効である．そのため美容外科のホームページでは治療前・後写真を掲載することが一般的だが，症例写真は発信元が写真修正ソフトウエアを用いれば，治療後写真をいかようにも改ざんすることが可能である．現在のインターネット技術では検閲する機能が存在しないため，そうした不

正行為は黙認されたままインターネットに掲載され続けている．

　患者誘導のために行うインターネット宣伝だが，それを行う側の良識に一存していて，もし悪質な輩が，故意に患者を誘導するために不正な改ざんを行っていたとしても，規制する手段が出来ないため，つまりインターネットを悪用しようと思えば，やり放題な野放し状態であることに危惧せねばならない．

●インターネットは諸刃の剣

　美容外科医療にある時興味を抱いた人が，その内容について知ろうとする際，まず行うがのインターネット検索である．この分野に全く知識のない人は，検索を通してさまざまな情報を目にするだろう．その中には真偽の程がはっきりしない莫大な情報との遭遇もあり，その氾濫した情報に困惑して，検索を止めて治療そのものをあきらめてしまう場合もあるだろう．

　偶然興味あるサイトに巡り会う場合もあるし，そのサイトを閲覧しているうちに別のサイトを閲覧し始める場合もあるだろう．それはインターネットがいわゆる"ネットサーフィン"と呼ばれるように同時進行でさまざまなサイトの閲覧が可能な便利な機能を有しているからに他ならない．

　したがって，たとえその人がこれだと思うサイトに巡り会ったとしても，ネットサーフィン途中にそのサイトに対して批判をするネガティブサイトに巡り合う可能性も少なくない．なぜなら露出の多い人気サイトは出る釘は打たれるという諺があるように，かならずそのサイトに対する誹謗中傷サイトが存在することが多いからである．

　誹謗中傷サイトは匿名で記載されていることがほとんどだが，悪評を記載されたサイトの影響力は非常に大きく，たとえその記載の根拠が疑わしいとわかっていても，真剣に治療を受けようとしている人たちには多大な影響を与えることになる．せっかく巡り合った優良サイトを通して治療に踏み切ろうと思っていた矢先に，真偽の程が明らかではないネガティブサイトを見て治療を躊躇する場合も少なくない．

　逆にインターネット上で全てを信用して治療を受けたものの，ネットに掲載されていた情報とは異なる結果が得られ，結局不満足な結果に陥る場合もある．それは先述の如く，ネットでは治療結果を改ざんすることも可能であったり，ネット宣伝は課金制と言ってお金をより多く支払えば，その露出を高くしてあたかも人気クリニックのように見せかけることも不可能ではないからである．

　またそのクリニックの顧客誘導の足を引っ張るネガティブサイトについても，そういったサイトを抹消する業者にお金を支払えば削除してもらうことも可能である．つまりあるクリニックがかならずしも良い技術を有していなかったとしても，資本力さえあればネットを用いて顧客誘導して収益を上げることが不可能ではないのがネット社会の根本的問題と言える．

	アメリカ	イギリス	フランス	ドイツ	日本
医療広告に対する規制	あり	あり	あり	あり	あり
	○規制内容は州により異なるが，一般的には，医師・医療機関名，住所・電話番号・診療科名，医療設備等の広告が可能．逆に，治療費や治療成績，医師の出身校等の広告は禁止	○取引表示法によって，「虚偽の表示」が禁止		○不正競争防止法により，「欺瞞的な広告」が禁止（一般の広告では，各業界が主に「誇大広告の禁止」等を盛り込んだ規約）	○不正競争防止法によって，「虚偽の表示」が禁止 ○軽犯罪法によって，「人を欺き誤解させる広告」が禁止 ○独占禁止法によって「不当な顧客の誘因」などが禁止
			○医師倫理法によって，医師の広告活動は原則禁止 ○例外的に，新聞や電話帳等に，医師名，住所・電話番号，加入学会名，認定名等の広告が可	○医師の積極的な広告活動は原則として禁止 ○しかし例外的に，新聞や処方せん等に医師名，専門医名等の広告が可	○医療法第69条～71条によって，医療機関名や一定の診療名，厚生大臣の定める事項などが除いて「広告してはならない」と規定
インターネット上の医療広告に対する規制と有無とその内容	あり	なし	あり	あり	なし
	○他のメディア上の広告規制と同じように，「人を騙すような広告」に対して取り締まり		○インターネット上の医療広告については，国の事前許可が必要	○インターネット上に掲載できる情報等が規制	

■表7.2：諸外国における広告の規制に関する研究（平成10年度，厚生労働科学研究，主任研究者　川渕孝一　日本福祉大学教授）

　ネット上で悪評が出ればそういったネガティブ情報ですら，資本力で抹消出来る．こういったクリニックは，通常医療のように人から人へ紹介する本当の口コミで顧客誘導を行うことは不可能だが，初期資本力があれば，いわゆる一見さん，つまり初めて美容医療をインターネットで知った，あまりその情報を有しない初心者の患者をネットでうまく誘導して顧客獲得し続けることは理論的に可能である．

　だがこのネットという仮想現実をうまく利用して，顧客誘導を図ることに成功しても，上記のような"一見さん"のみを顧客対象としていてはいつまでたってもネット宣伝を行い続ける自転車操業的な経営に陥るであろう．

　つまりネット宣伝費を支払わなければクリニック経営が成り立たないのであれば，それは企業体としては非常に不健全で，宣伝完全依存で経営成立させていたとすると，ネット業者がクリニックをコントロールしている本末転倒な状況とも取れる．

　それは本来は患者を救うことを最優先にするのが医療であるにもかかわらず，売り上げ（収益性）を最優先にした医療としてあるまじき方向に向かっていると言っても過言ではない．そういった売り上げ優先にしたクリニックがはびこると，ネットで封じ込められなかった不満が漏れ出し，その結果美容外科医療全体の評判が悪くなったり，いつまでたってもこの医療の評判が良くならない状態が継続するだろ

う．

　その結果美容外科医療のマーケットが縮小し，我先にと売り上げ優先営業をしていたクリニックの売り上げも頭打ちとなり，結果的に自分の首を絞めることに陥るはめになる．要は自分たちだけ利益を得ようとするわれわれのエゴがその責任として自分たちの立場を窮地に立たせるような望ましくないあり方が，インターネットの使い方次第で起こり得ることを身をもって美容外科医療に携わる者たちが経験している真っ最中なのである．

　このように美容外科医療の成熟と，それを後押ししたインターネットの発達とともに，この医療は良い方にも悪い方にも進みかねない非常にデリケートな現状と言えるだろう．インターネットは諸刃の剣であり，使い方次第では上述の如く正しい情報を提供する便利な道具とも，売り上げ誘導のために情報改ざんを行ったりと悪用可能な危険な道具ともなりかねない．

　ここでもう一度美容外科医療に携わる医師たちが，医師としてあるべき姿を見直し，売り上げ優先でなく，あくまで患者の利益や幸せを優先にした診療を行う姿に立ち戻る必要がある．その結果，この医療の評判が上昇し，マーケットが底上げされた結果，そういった正しい医療を行う全ての医師たちが潤う結果となるであろう．

　英国やフランスではインターネット上での医療の宣伝が規制されている．前頁の表7.2 は欧米4カ国と日本におけるインターネット広告規制を比較したもので，先進各国と比べると日本の広告規制は比較的緩い．

7.6 国際間交流とマーケットの活性化

●国際学会，セミナー等に積極的に参加し，最新技術・情報を収集

　保険診療を基盤とした通常医療の場合，医師たちは国内外の学会等で活発に交流を図りながら向上していくことが一般的である．これまで述べてきたように，美容医療は自由診療であるため，安定した顧客誘導が得られない限り良好なクリニック経営を維持できない．顧客誘導において一番有効なのは，その医師，およびそのクリニックに何か特化した技術やサービスが備わっていることである点はすでに述べてきた．

　仮に特化したものが手術における技術だとすれば，その技術を保持する側はそれが外部に漏れることのないよう努力して当然である．しかし，この事実は美容医療領域では，医師間での競争が非常に激化しやすいことを物語っている．つまり，この医療に携わる同業者は互いにライバル視しやすいため，学会などを通して有益な情報の共有がなし得ない．

　しかし，中国，韓国などのアジア近隣諸国であれば，顧客を奪い合うこともなく

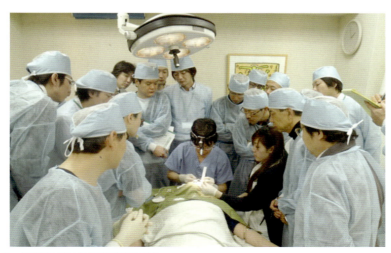
■写真 7.2：当院における手術研修風景
　各地域で活躍する医師たちが私の行う治療を見学している.

情報をオープンにしやすいので，有益な情報を共有しやすい．つまり，国内よりも海外で行われる国際学会，セミナー等に積極的に参加し（写真 7.1），最新の技術，知識を取得する姿勢が大切であると私は考えている．なお，当クリニックでも定期的にオペ研修を行っている（写真 7.2）．

　だからといって海外の学会に出席したときに一方的に情報収集するのではなく，双方のギブアンドテイクとして海外の仲間たちにこちらの情報を発信するような配慮を持つことが，良好な国際交流を保つ上で大変重要である．

　繰り返しになるが，自由診療下で行われる美容医療で最も大切なのは，他院にはないそれぞれのクリニック独自性を見出し，その独自性によって顧客誘導を図ることである．その独自性は必ずしも治療技術とは限らず，そのクリニックが提供する商品や接遇などのサービスの場合も考えられる．そしてその独自性によって集客がなされた時にこそ，そのクリニックの社会的価値が認められた証拠となる．

　クリニックの独自性がないにもかかわらず，クリニック営業を成立させるのに一番安易な方法は，料金設定を下げ人気クリニックから安さに惹かれた顧客を誘導する方法だが，安易に料金を下げる行為は，この業界自体のマーケットをデフレ方向に傾け，いわゆる"労多くして功少なし"の悪循環に陥れかねない．

　本来，この医療の進むべき正しい道筋は各々のクリニックがそれぞれの特徴を発揮し，人々に貢献する医療として認められることである．美容医療がこのような好循環の軌道に入ると，この業界のマーケットが活性化し，結果的に多くのクリニックが経済的にも潤うようになるであろう．

　我が国の平均寿命は現時点で男女とも世界最高レベルに到達しているが，その主な理由は，我が国が古来から保持している優れた生活習慣による健康的な体，高度に発達した医療技術の恩恵によるところが大きい．その結果，人口構成は少子高齢

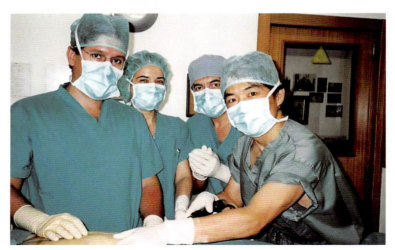

■写真 7.3：Dr リベロと，胸部・腹部の形成手術研修．ポルトガル・リスボンのミレニオクリニックにて

化となり，誰しもが可能な限り長く，健康で若々しく生きることを嘱望するようになった．

　一方，敗戦後急速に浸透した西洋文化の影響で，われわれの生活習慣は大きく変容した．自動車をはじめとする急速な現代文明の発展は，われわれの日常生活をこの上なく便利なものとした反面，多くの人々を運動不足に陥れた．

　また，従来の日本食より高タンパク，高カロリーの欧米型食生活の流入は肥満をもたらし，その結果，糖尿病や高血圧，脳梗塞や心筋梗塞，そして癌など，従来の日本人には馴染みのなかった病気が蔓延し，われわれの生命を脅かしている．

　戦後，われわれは便利さと贅沢な食生活と引き替えにかけがえのない健康を犠牲にしてきたという言い方も出来る．与えられた寿命をいかに有効に使うか，それこそがこの世に生を受けたわれわれ一人ひとりに課せられた使命である．こうした使命を果たす宿命にあるわれわれにとって，美容医療は，外見上のデメリットを解消することで，健康で幸せに寿命を全うしようとする人々に多大な貢献をもたらすことが出来る．

　したがって，この医療に携わる医師たちが切磋琢磨に努力し，この医療全体の底上げがなされると，美容医療自体の社会的評価，および信頼度が高まり，多くの人々がこの医療に関心を示すようになる．当クリニックでは顔面アンチエイジング外科のみならず，チャンスがあれば体部美容外科についても積極的に研修に参加している（写真 7.3）．その結果として，この医療に従事する医師たちも経済的に潤い，顧客ビジネス双方間で利益を享受する，いわゆる"Win-Win"関係が成立するようになるであろう．生命の本質と深く結びついた美容医療の明日は，計り知れない潜在力と受容と可能性とを秘めている．

7.7 美容クリニックの本質とその選び方

●集客の秘訣と落とし穴をめぐって

　クリニックを訪れる患者との会話の中で，数多くの美容クリニックからどのクリニックを選択するのに非常に苦労したかという話を聞く機会が多い．

　日本が右肩上がりの高度経済成長時代は，国民の収入も時の経過とともに膨れ上がり増加していった．こうした好況期には人口も増加し，ふところに余裕が生じた人々は美容医療にも関心を深めることが多かった．しかし，好況と高度経済成長が終焉を迎えた現在では，本当に価値のあるもののみが必要とされ，無価値なものはふるいにかけられる二極化の時代に突入したと言ってよいだろう．

　にもかかわらず，いまだに"美容医療は儲かる"といった誤解が存在するためか，依然として美容系クリニックが増え続け，供給過多な状況になっているため，人々はその選択に苦渋する状況が生まれている．

　と言っても，美容医療が衰退の一途を遂げるわけではないのは，この医療が人がいつまでも若く美しくいたいと願う本能，生きることの本質（自己保存の欲求）に根差しているからである．

　つまりわれわれが生き続ける限り，その需要は常に存在するはずである．要は現代社会において限られた需要をいかに自らのクリニックに誘導できるかが，マネジメントの成功・不成功の分かれ道となる．

　では，人々は膨大な数の美容系クリニックの中からどのように自分にふさわしい施設を選択するのか，またそれを実行するのがなぜ難しいのかについて考えてみたい．飲食業を始め，通常のサービス業ではいわゆる"口コミ"がものを言う．たとえばレストランで美味しいものを食べたとすると，それを食べたお客様はそれがいかに美味しかったかを友人や家族に喜んで伝えるであろう．それは美味しいレストランを探している人々の耳に留まり，次々へとその内容が伝播していくであろう．

　そのレストランの成功，集客の秘訣は美味しい料理を提供すること，さらに可能であれば行き届いたサービスを提供することに他ならない．もちろん広告宣伝も必要であろうが，飲食業界において集客の主役はあくまでも"口コミ"である．

　医療業界に目を向けると，一般医療分野でもこうした口コミは極めて重要である．それは良い診療を受けた患者たちは，それを分け隔てなく周囲に伝えるからだ．なぜなら，病気やケガをして病院を受診するのはごく当たり前で，人々はその事実を隠す必要がないからである．

　しかし美容医療は飲食店等のサービス業や一般医療とは大きく異なる．その理由は美容医療が緊急性を要しない，いわゆる"elective surgery（本人の意思で決める手術治療）"であって，治療を受けた患者はそのことを公にしないことがほとん

どである．特にわれわれ日本人の場合は美容治療を受けたことを隠す傾向が強く，いわゆる"親からもらった体に手を加えてはならない"という価値観が一般常識となっている．

そのため，人々は美容手術を受けるにしても，人目を忍んで治療を受けるのが当たり前という時代が長く続いたが，時代の変遷とともに，こうした「抵抗感」や「禁忌」を示す風潮は次第に薄らぎつつあり，美容医療は一般の人々の美意識や常識を覆すまでに浸透し始めている．

ある一定数の保守的な人々は，かたくなに美容医療を拒否したり，その治療歴を隠蔽することも事実であり，その証拠に主婦のお客様を例にあげると，いまだに半数近くの主婦は，夫や家族に黙って美容治療を受けている．

それは，たとえしわやたるみがない若々しい顔に蘇ったとしても，それが手術によってもたらされたものであることを，他人には知られたくないと思うのが"人情"であろう．しかし，そうした受け取り方は時代とともに少しずつ変わってきている．また，変えていくというところに，われわれの任務もあるといってよい．

上記の理由により，どんな名医でも美容外科領域では通常医療の如く，黙っていても顧客が自然に増加することはなく，安定して良好な治療を行う医療施設にとっては，患者が増えにくいという事情が業界内には介在している．

逆に患者にとって不本意な結果が出ても，"美容医療を受けた自分がおろかだった"と自身で割り切ることで，そのまま泣き寝入りすることも多いと聞くことがあるが，そうなると技術レベルの低い施設が自然淘汰されることなく，存在し続ける可能性もある．こういった美容医療にまつわる現実が，まっとうな美容医療を遂行するための大きな障壁となっている．

こうした業界のマイナス面をカバーすべく多額な費用を投じて新聞・雑誌等のマスコミに広告宣伝を行ってイメージアップを図っているが，目に見えた成果は得られず，近年の業界全体の動きはインターネットの利便性と広域性を評価重視している．

当クリニックも開業当初は，インターネット広告に多額の費用を費やして，顧客獲得を行っていた．しかしインターネット上での露出を多くすれば多くするほど，費用がかさむのみならず，いわゆる"出る釘は打たれる"のように，周囲の誹謗中傷等を受けやすくなるという"落とし穴"も存在している．また治療の理解度が低かったり，ひやかし半分などの，望ましくない顧客層を誘導するリスクが生じる．

こういった顧客層を相手に治療を行うと，おおむね良好な結果が得られたにもかかわらず，不満を持ついわゆる"クレーム患者"を招きかねない．クリニック運営上，こういった"クレーム患者"を抱えることは真っ先に避けるべきである．なぜなら，"クレーム患者"を抱えると，精神的ストレスが多大となるばかりでなく，こういった患者はその不満の矛先をインターネット掲示板などに向け始める．

クリニックでの治療に関する悪評を匿名で不満をまき散らされると，インター

ネットで集客を行う以上，治療に興味のある顧客もその風評を見た途端，治療を思い留まりかねない．つまり，"クレーム患者"を抱えることはインターネットで集客を行う上では致命的となる．

●クリニックの"評価・評判"のポイント

本物の信頼性や認知度は，そのクリニックで実際に治療を受けた人たちの実体験によるべきで，その評判が広がるには，情熱を持った医師が辛抱強く診療を継続する必要がある．そのためには以下のようなポイントに留意すべきであろう．

①スタッフが明るく謙虚である

患者の満足度を優先にする理念が存在し，その理念に向かって診療を行うクリニックでは，そこに勤務するスタッフが明るく謙虚なはずである．それは医療の原点が人々の幸せへの貢献であり，その献身的な仕事に共感を抱くには，謙虚で前向きな人間であることがその必須条件となるからだ．

したがって，従業員の明るさや謙虚さが，そのクリニックの健全度を測る指標になると言っても過言ではない．逆に営利優先に行う施設では，そこで働くスタッフも仕事は"お金儲け優先"と考えるうちに，本来最も大切に扱うべき患者に横柄な態度を示しかねない．

②日頃から医師が治療結果を分析し，より良い治療のための努力を怠らない

医療は日進月歩であり，治療を行った医師はその治療結果を分析し，何が最善の治療であるか常に検証する姿勢を持つべきである．最善の治療結果をもたらす努力を怠らない勤勉な医師は，その成果を学会や論文等で発表することが多い．逆に営利目的に治療を行う医師は，医学を学問的に研鑽する努力を怠りかねない傾向がある．

③クリニック理念が明確であり，医療の大原則に基づいている

医療の大原則は営利ではなく，患者の悩みを解決すべく最善の医療を提供することにある．この原則は人々の健康を扱う医療ビジネスの宿命であり，他ビジネスと根本的に異なる．クリニック理念がこの大原則から外れていないことが，信頼のおけるクリニックかを知る重要な手がかりとなる．

逆に，最優先されるべきであるのは患者の利益といった理念が意識化できていない不明確なクリニックでは安易に「不必要，不適切な治療」がなされている傾向がないとも限らない．

④治療を行う医師に美意識や美的センスが備わっている

外科医は安定した手術結果を常に出し続ける宿命にある．それを敢行するには経験に裏打ちされた，揺るぎない技術を保持していることが大前提となる．だが美容医療に携わる外科医の場合は，その前提として「美とは何かを知る美意識」が不可欠である．

たとえ熟練した外科医が高度な技術を駆使して美容外科治療を行ったとして

も，そこに美への追究心がなければ，得られた結果は患者にとって不満足なものになりかねない．したがって美容外科医は，日頃から外科的技術のみならず，芸術的，美的センスを習得する努力を怠ってはいけない．

⑤スタッフの美意識が高く，クリニックに清潔感がある

患者は美容クリニックに美しくなることを求めてやってくるので，そういった方々の美意識は非常に高い．したがって彼女・彼らを迎える医師，スタッフたちは，それに応じた高いレベルの美意識が要求される．

医師やスタッフたちの美意識が高ければ，自ずとクリニックを清潔に保とうとする意識が働くはずである．すなわち，清潔感溢れるクリニックは，医師やスタッフの美意識が高さの証明となり，満足度の高い結果が得られる可能性が高い．

逆に，クリニックや治療を行う医師・スタッフたちに不潔感が漂っていたとすれば，その事実はクリニック全体の美意識の低さの証明となる．したがって，その施設で行われる診療行為自体も完成度が低い可能性が生じ，患者からの信頼感を損なうことになる．

●良質のクリニックに備わる経営環境

美容医療では治療費がかさむので，患者は効率的に治療を受けたいと考えるであろう．また外見上のコンプレックスを解消するための治療なので，それを望む人々は非常にデリケートにならざるを得ない．そこで，私の経験から良いクリニックが保持する必須条件を列挙する．

①クリニック独自の何かが存在する

クリニック自体に特化する何かを有することは，そこに勤務する医師が情熱を持って診療している揺るぎない証拠となる．なぜなら，他院にない独自のものを開発するに当たって，その医師は並大抵ではない努力をしており，それは外科医にとって不可欠な集中力と熱意を有することを示すからだ．他院の二番煎じ，もしくは物まねの診療を行っている医師は努力不足であり，信頼性に欠けると言わざるを得ない．

②医師自身がクリニック経営者である

一見他者からわかりづらいが，クリニックによっていわゆる"オーナー（経営者）"と，実際に診療する医師が別の場合がある．一般的に経営者は売り上げ優先でビジネスを展開しようとするが，医師は売り上げよりも患者に適切な診療を優先にすることが多い．

患者にとって適切な診療を最優先すると，無理，無駄な診療をしないことになり，売り上げ重視の医療と相容れない軋轢が生じ始める．このような二重体制ではクリニックの向うべき方向性に一貫性がなく，安定感を損ないかねない．その点，医師自身が経営者であると，患者を最優先にした安心感にある診

療が可能となる．

③治療料金体系が明朗，割引料金を広告宣伝の前面に出していない

　他院に行ったある患者から，広告宣伝で表示された安価な料金に釣られてあるクリニックを訪れたが，その途端，さまざまな理由をつけられて，広告より大幅に高額料金を支払わされたという苦情を聞いたことがある．広告宣伝に料金体系を掲載するのであれば，実際と異なる安価な料金を示すのではなく，本当に必要な経費を明示すべきであり，それがクリニックの信頼につながるはずである．

　また，初期治療料金を高く設定し，そこからディスカウントすることで割安感を引き出して顧客誘導しているクリニックもある．同様の治療を行う他院より割引して顧客を誘導することも常套手段ではあろうが，良好な治療を行っていれば，割引などを行わなくとも十分に集客されるはずである．やはり割引を行うクリニックには，割引をしなければ集客できない何らかの理由があると疑わざるを得ない．

④カウンセリング，治療，経過を診る医師が同一である

　大手クリニックには多数の医師が在籍するため，カウンセリング，治療，経過を診る医師がそれぞれ異なることがあるらしい．そういった際，万が一治療に不備があったとしても，治療を勧めた医師，実際に治療を行った医師，そして経過を診る医師が異なるため，その責任の所在が曖昧になる．

　その結果，患者はたらい回し状態となり，たとえ満足な結果が得られなかったとしても泣き寝入りすることになりかねない．その点，カウンセリングから診療，経過まで同一医師が行う場合は，何が起ころうともその担当医師が全責任を取らねばならない．つまりその医師には多大な責任が生じるため，いい加減な診療は出来ず，十分配慮を持って治療を行うことになるので，良好な結果が得られる可能性が高いはずである．

●感動（アナログ）の積み重ねが美容医療経営を盛り上げる

——最後に賢明な患者の具体例についてふれておきたい．彼女は，ホームページに記載されたインターネット情報を盲信することなく，その真偽のほどを自らの五感で確かめるため，実際に興味あるいくつかのクリニックに足を運び，自身の鋭い五感で，病院の雰囲気，医師やスタッフの一挙手一投足を注意深く観察すると言う．医療サイドは気づかないが，われわれはユーザーから面接志願者のように観察されていると言っても過言ではない．

　治療を受けるユーザーからすると，高価な投資を用いて外見上のコンプレックスの解消を行う判断をしようとしているのだから，その選択・判断は，慎重になってもなり過ぎることはないため，医療提供側の態度を大変デリケートな目で観察している．

　彼女曰く，医師が"やっつけ仕事的"だったり，あからさまに"事務的対応"だ

と印象が悪く，不合格にするとのことで，患者が治療に前向きにな姿勢を見せた途端，医師とは異なるスタッフがやってきて，治療契約の締結に躍起となるクリニックも疑わしいと聞いたことがある．

なぜならそのクリニックは，治療契約を締結させた途端，治療2週間以内に治療をキャンセルした場合，治療費の半分をペナルティとしてユーザー側に請求するらしかった．

彼女はこの事実から，このクリニックが治療自体よりも売り上げ優先に運営していると判断し，選択肢から除外した．この例からわかるように，現在美容医療ユーザーたちが大変賢くなっている事実を，医療を提供する側が依然過小評価しているのである．この医療を提供する側は，選ばれる側に廻ったことを謙虚に受け止めて，真摯な態度で日々努力しなければ，今後さらに激化するであろう過当競争に生き残ることは不可能だと私は予想している．

美容治療を受けるべきか，その治療をどの施設で行うかという重大な決断は，治療を検討しているクリニックを実際に訪れ，担当医師と腰を据えたカウンセリングを行うべきである．そのカウンセリングを通して，自分の心や直感に訴える信頼感を築けたならば，治療を前向きに検討してもよいであろう．

結局，美容医療も従来の一般医療と同様，人（患者）と人（医師やスタッフ）の信頼関係を基盤として，初めて良好な医療が行われる．これまで何度も述べてきたように，現代人は知らず知らずのうちにインターネット情報（デジタル）などに捕らわれ，盲信しがちである．

しかし本当の医療は，インターネット（デジタル）など，あくまで情報手段の一つに過ぎないものに捕らわれるべきではなく，われわれに生きる活力となる奉仕精神，思いやりや感謝などの良質な感情（アナログ）を最優先に行われるべきである．そしてこういった感動の積み重ねと共有こそが美容医療を盛り上げる契機となり，また最大の鍵ともなるのである．

7.8 一人ひとりの患者に対して全力投球で行う治療

●現状より"良好な状態"，"プラスに導く医療"に向けて

一般医療と異なり，美容外科医療の場合は通常サービス業の形態に近いところがある．一般医療は収益を上げることより，生命を救うことや痛みなどの苦痛を解消することを最優先とする．たとえば心筋梗塞が発症し，救命のための緊急手術が必要な際は，一刻も早く開胸して梗塞に陥った冠状動脈を修復しなければならない．

つまり治療後に生じる傷跡を出来るだけ目立たなくさせることより，救命のための迅速な手術が優先されて当然である．

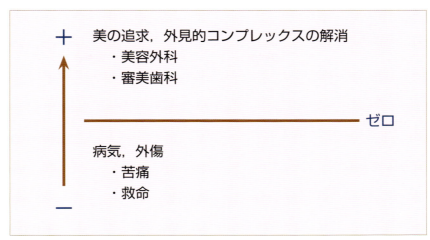

■図 7.1：通常医療と美容医療の役割
　通常医療は救命や苦痛からの解放といった健康維持獲得のため．一方，美容外科・美容歯科は美の追究といった QOL 向上のための医療である．

　だが美容外科医療の場合，一般医療で遭遇する差し迫った痛みや命にかかわる状況を打開する必要はない．この医療は十分に健康であるにもかかわらず，外見上のコンプレックスを解消するための特殊な医療と言える．

　したがって美容医療は，一般医療のような救命行為とは無関係なので，その安全性は確実に保証された上で，整容的にも美しく自然な結果であり，傷跡も出来る限り目立たないよう配慮しなければいけない．

　すなわち，通常医療は図 7.1 の如く，マイナスの健康状態からゼロに戻すための医療であるのに対して，美容医療は，現状より良好な状態，つまりプラスに導く医療なのだ．

　したがって，美容治療に伴う合併症や後遺症は本末転倒であり，決してそういう事態を招いてはならず，そういう意味で美容医療は要求レベルの非常に高い医療行為でもある．

　多くの人々は，何らかの外見上のコンプレックスを持ち合わせていて当然であり，それを美容外科医療に頼ってまで改善するかどうかは，あくまで個人の価値観の問題である．このように美容医療に求められるのは質の高い技術であって，その技術を獲得するには，治療を行う医師の揺るぎない決意と努力が求められる．

●その最前列に立ってニーズを理解し実現する者

　美容外科医は多くの症例を手がけるため，個別の患者は，治療が終了すると大多数の患者の一人として医師の前を通過していく存在に過ぎない．そして，医師たちは新規患者の治療に次々と応じることになる．だが患者にとっては，たとえその医師が何万人の治療を行っていたとしても，その治療結果は一生一大事のかけがえのないものとなる．

その治療結果が満足のいくものであれば，患者は大きな幸せが得られ，治療を行った医師に多大な感謝を示すだろう．だが逆に不満足な結果をもたらした場合は，患者はその治療を受けたことを後悔し，その医師を恨むような事態にも陥りかねないのである．

　美容医療では，われわれの持つ美への本能的欲望を対象とするため，治療を行う側がその欲望につけ込み，営利性のみを追求し不適切な医療行為を行うクリニックも存在しかねない．だが，そのような行為に及ぶと業界全体に悪い噂が流れ，イメージダウン，マーケット縮小へと繋がり，結局は自分たちの首を絞める結果に陥る．

　美容医療に携わる医師は，決して〈収益性・効率性〉に偏重して医療を行うべきでなく，「一人ひとりの患者に向けて全力投球で治療を行う」べきである．厳しい言い方をすれば，百戦錬磨の決意を持って，常に良好な治療結果を出す自信がなければ，この医療に携わる資格はないであろう．

　このように一般医療と全く異なるアプローチが求められる美容外科医療ではあるが，その根本にある姿勢は医の倫理に基づいて患者の幸せを最優先に行うものであることに変わりはない．

　と言うより，医師としての基本的あり方は美容外科医の初心であり，定位置でもある．どんな新しい治療においても医学的根拠の裏づけから離れてよいものではないだろう．美容外科医は患者の想いや欲望の代弁者なのである．誤解を恐れずに言えば，私は医師は患者と向き合うだけではなく，その最前列に立ってニーズを理解し実現する者だと思っている．

あとがき

　美容医療の医師としての私のスタートは，北海道大学医学部および関連病院で研修後，微小（マイクロ）整形外科の最先端である米国フィラデルフィア・トーマス・ジェファーソン大学に留学し，美容外科に必要な技術と知識を習得したことに始まる．

　日米の医療現場に学び，その実践における彼此の差を痛感した私は，アメリカのアンチエイジングや美容医学に匹敵する先進的な医療サービスを日本の土壌に実現したいという想いを抱きはじめた．その後，東京の十仁病院に迎えられ渋谷分院院長を経て，現在の銀座キューヴォ・クリニックの開院に至るまで，実に多くの患者さんたちと出合い，さまざまな「美」への繊細な欲求に向き合い続けてきた．

　外科医として二十年を越えるそうした歳月の積み重ねは，一言で言うならば，美容医療とは患者さんとの共同作業であり，理解の場であるということにつきるだろう．患者さんの〈目〉を見て，〈声〉を聞き，その希求するところ，生の訴えに反応するところが我々の仕事の「始め」であり「終わり」である．それは別の言い方をするならば，美容医療の実践は心と心が二人三脚を行う，「心のケア」の方向性に沿った探索であるという私の持論に辿り着く．

　「若く，美しくありたい……」という生の純粋な欲求は，それ自体，人生後半の夢であると同時に，「よりよく生きたい」という個人のモチベーションの高揚であり，「よりよく他人と接したい」という最も健全な自己実現の過程である．内科と外科という枠を超えた総合的なアンチエイジング医療の推進に向けて確立していきたいと願う私のこれまでのアプローチと技法の実際は，本書の2章・3章・4章・5章において，〈簡潔・細密・具体性〉を備えた手順として明示したつもりである．

　多数の論文・学会発表の整理は，私ひとりの力ではなく，キューヴォ・クリニックのスタッフ，アンチエイジング研究会の面々の熱心な協力体制によるものである．これまでの営みと思索の成果を辛抱強く待ち続けてくれた仲間達との出会いに深く感謝して，本書のあとがきとしたい．

2015年12月

　　　　　　　　　　　　　　　　　　　　　　　　　　　　　　　著　者

■ 索引

和文索引

あ
アイデザイン	29
アイ・デザインの概念	30
アンチエイジング	8

う
内田法	49

お
黄金律	37
横走靱帯	25

か
開眼機序	37
外眼筋	27
開眼効果	59
外見的老化兆候	7,8
開眼不全	63
開口上方注視	46
外側下垂	36
外側上眼窩下垂	36
外側直筋	27
解剖学的整合性	30
顔の部位別の原因と治療方法	126
下眼窩	25
下眼窩下縁	90
下眼窩隔膜	45
下眼窩骨縁	36
下眼窩脂肪	25,54,55
下眼窩脂肪外側部	26
下眼瞼	27
下眼瞼皮膚外反	46
下眼瞼開閉機能	33
下眼瞼下制術	37,48,51,61,88
下眼瞼下制術による眼瞼開大	118
下眼瞼形成術	37,47,51,61
下眼瞼除皺術	90
下眼瞼粘膜	48
下眼瞼のクマ	100,103,106,118
下眼瞼のたるみ	96,108,114
下眼瞼皮膚色素	36
下眼瞼皮膚切開	46
下眼瞼皮膚	33
下瞼開閉運動	33
下瞼外反	44
下斜筋	22,28
下直筋	27
眼窩角膜	24
眼窩形成術	28
眼窩結膜	27
眼窩骨縁	47
眼窩骨底	27
眼窩周囲組織	29,30
眼窩周囲治療	35
眼窩周囲の加齢性変化	38
眼球結膜浮腫	27
眼球支持組織	55
眼瞼下垂	54
眼瞼下垂挙筋前転法	72
眼瞼下垂症	26,54
眼瞼下垂症状	54
眼瞼下垂様症状	56,62
眼瞼挙筋	22,26
眼瞼挙筋腱膜	22
眼瞼挙筋短縮術	37
眼瞼挙筋前転法	62
眼瞼周囲色素沈着症	36
「患者満足度」の高い治療	155
顔面神経運動末梢枝	33
眼輪筋	22,23,33
眼輪筋繊維	23
眼輪筋損傷	23
眼輪筋内毛細動静脈	33
眼輪筋縫縮	46
眼輪筋膨隆部	36
眼裂	34

き
機械性眼瞼下垂	61
偽眼瞼下垂症	61

■ 索引

Q スイッチレーザー	150
頬筋	129
頬脂肪の解剖学的構造	129
頬脂肪	125,126,129
頬脂肪（バッカルファット）除去法	136
挙筋腱膜前転術	41
筋鉤	84
筋膜性眼瞼下垂症状	42

け

経結膜的アプローチ	31,44
経結膜的下眼瞼形成術	4,25,37,44,56,84
経結膜的脱脂法	58
軽度眼瞼下垂症	41
経皮的アプローチ	31
経皮的下眼瞼形成術	90
瞼板	24
瞼板接合部	26,42

こ

後隔壁アプローチ	25
抗加齢外科	7,125
咬筋	129
高周波数（ラジオ波）電極針	84
後方（後隔壁）アプローチ	44
心のケアとしての特性	157
コンビネーション治療	59
コンラッド・ローレンツ	13

し

斜視	28
重瞼線	40
上眼窩	24
上眼窩脂肪	24
上眼瞼下垂	103,114
上眼瞼形成術	43,44,61,76
上眼瞼切開法	23
上下眼瞼眼裂縁	24
上下眼瞼のたるみ	118
上下天蓋部	27
上瞼反転位	69
上斜筋	27
上直筋	27
情報化社会と美容クリニック	159
除去（トリミング）	86
人工的二重	40
靱帯	26

す

ステイスーチャー	73,74,75,88,92
SMAS	146,147

せ

生活の質（QOL）	31
鑷子	85
Z 形成術	32
前隔壁アプローチ	25
浅側頭静脈	145
前方（前隔壁）アプローチ	44
前方膨隆	36

た

脱脂法	44,45
W 形成術	32
たれ目	38
弾性繊維	52

ち

チュメセンス法	144
長期保存型ヒアルロン酸	109

つ

つり目	38

て

デマル鉤	25

と

動眼神経	28

な

内眼角（蒙古）ひだ	32
内眼角形成術	30,51
肉眼角靱帯	83

■ 索引

内眼角襞 34,59
内側直筋 27
涙の溜まる窪み 47

ね
ネックリフト 126

は
バイポーラー鉗子 51,67,77,94
白色人種（コーカソイド） 47
バッカルファット 126,127,129,131,132,138
ハムラ法 46,47

ひ
ヒアルロン酸施術 135
美的（アーティステック）側面 31
皮膚採取 52
皮膚線条 30
皮膚弾性繊維 51
眉毛下近位端 43
眉毛下切開部位矢状断 43
眉毛下皮膚切開法 43
美容医療の技術的革新 153
「美容外科医の美学」 10
表面麻酔点眼薬 69
ピエール・フルニエ 9

ふ
フェイスリフト 126,135
複視 28
ブジー 70
二重形成法 59
二重切開法 60
二重瞼術切開法＋埋没法 60
二重埋没法 24,69

へ
ペノキシール点眼液 69

ほ
膨隆性変化 36
ほうれい線 127
ボトックス療法 134,135

ま
埋没法 39
眉下切開法 66

み
ミュラー筋 22

め
目頭間距離 49
目頭切開術（内眼角形成術） 80
目頭切開術 30,49
目尻形成術 61
目尻切開術 30,50
目尻切開法 50
目尻の外側靱帯 94

も
蒙古ひだ 32
毛包斜切開 43
毛包斜切開 67

よ
容量縮小手術 133

り
リフトアップ治療 3

ろ
老化現象 124
老眼 7

索引

欧文索引

arcus marginalis	91	plication	46
baggy eyelid	25,36,44,53,85,118	rectoracor	84
Elective surgery	31	rockwood	26,54,55,91
fornix	27	septum	24,46,84
Hamra ST.	3,46,47	surgical plane	30
lateral ptosis	36,130	tear trough	47,118
lower retractor	22,26,27,35,48	Volume Reduction Surgery	133
palpebral ligament	22		

■ 著者紹介

久保 隆之（くぼ たかゆき）

　1991年3月，国立旭川医科大学医学部卒業．1992年12月～1995年11月，ニューヨーク・ロックフェラー大学臨床微生物学教室留学．1996年3月，北海道大学大学院医学研究科病理医学博士学位授与．

　1996年4月，北海道大学医学部・関連病院にて整形外科研修，マイクロサージャリー（微小整形外科）を専攻．

　1997年11月～1998年5月，フィラデルフィア・トーマス・ジェファーソン大学整形外科室留学．マイクロサージャリー（微小整形外科）を専攻し，米国における最先端の美容外科の手技を取得．

　2001年5月，北海道大学医学部・関連病院にて整形外科研修終了後，6月東京新橋十仁病院にて美容外科を専攻．2002年1月，十仁病院分院，医療法人渋谷十仁外科院長に就任．2005年4月，銀座キューヴォ・クリニック開院．

　日本整形外科学会会員，米合衆国医師免許取得，文部省公認日本体育協会スポーツドクターライセンス取得，日本美容外科学会会員，日本美容外科学会公認，美容外科専門医，日本医師会認定産業医，厚生労働省労働衛生コンサルタント

　主要論文として，「アンチ・エイジング医療の歴史的背景とその実際」（2002年），「ヒアルロン酸注射による隆鼻術52例の比較・検討」（2003年），症例報告「経結膜的下眼瞼形成術の治療成績」（2013年）等があり，JSCAM国際臨床抗老化医学会議「美容医学的アンチ・エイジング（2003年），第3回国際臨床抗老化医学会議「金の糸療法＆アイデザインサージェリーの手技と症例」（2005年），第4回日本アンチエイジング外科ライブセミナー「下眼瞼形成術について過去6,000例から学んだ教訓とそのポイント」（2013年）他多数の発表がある．

アイデザイン
眼窩周囲における美容外科診療 — 抗加齢外科を中心として

2016年1月27日　第1刷発行

著者　　久保　隆之
発行者　池田　雅行
発行所　株式会社ごま書房新社
　　　　〒 101-0031
　　　　東京都千代田区東神田 1-5-5 マルキビル 7F
　　　　TEL 03-3865-8641
　　　　FAX 03-3865-8643
編集　　アンチエイジング外科研究会
印刷・製本　創栄図書印刷株式会社

ISBN 978-4-341-13248-4　C0047
Ⓒ Takayuki Kubo 2016 Printed in Japan

落丁本・乱丁本の場合はお取り替えいたします